腳外側反應區圖

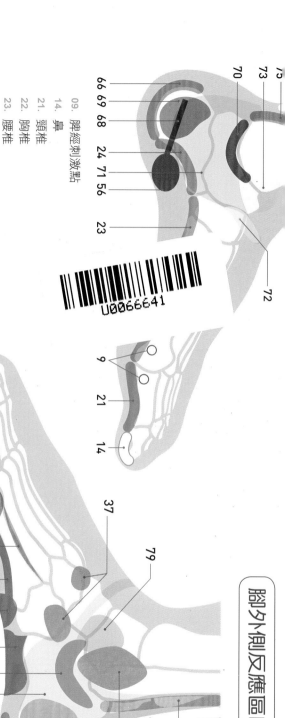

脾經刺激點

09.
14. 鼻
21. 頸椎
22. 胸椎
23. 腰椎
24. 薦椎
56. 膀胱
66. 內尾骨
68. 尿道、陰道、陰莖
69. 子宮或攝護腺
70. 內髖骨盤關節
71. 內側骨盤淋巴
72. 鼠蹊淋巴、輸卵管、輸精管
73. 腹部淋巴
74. 直腸、痔瘡
75. 內側坐骨神經

25. 肩關節
26. 上肢
27. 肘關節
28. 膝關節
34. 肩胛骨
37. 腰痛點
67. 外尾骨
76. 卵巢或睪丸
77. 外髖關節
78. 外側骨盤淋巴
79. 軀幹淋巴
80. 薦椎痛點
81. 外側坐骨神經
82. 小腹肌肉放鬆區

U0066641

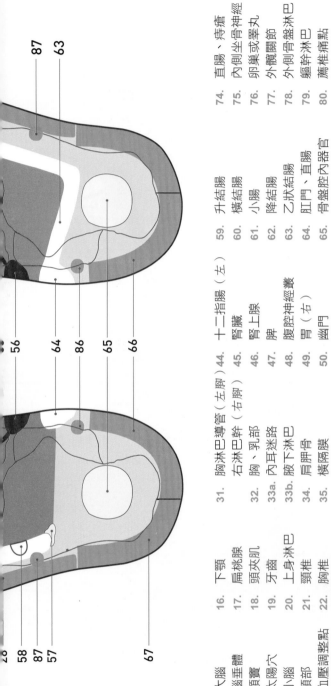

1. 大腦
2. 腦垂體
3. 額竇
4. 太陽穴
5. 小腦
6. 頸部
7. 血壓調整點
8. 副甲狀腺
9. 脾經神經刺激點
10. 甲狀腺
11. 額竇
12. 眼睛
13. 耳朵
14. 鼻
15. 上顎

16. 下顎
17. 扁桃腺
18. 頭夾肌
19. 牙齒
20. 上身淋巴
21. 頸椎
22. 胸椎
23. 腰椎
24. 薦椎
25. 肩關節
26. 上肢
27. 肘關節
28. 膝關節
29. 聲帶、喉頭
30. 氣管、食道

31. 胸淋巴導管（左腳）
    右淋巴幹（右腳）
32. 胸、乳部
33a. 內耳迷路
33b. 腋下淋巴
34. 肩胛骨
35. 橫隔膜
36. 肋骨
37. 腰痛點
38. 斜方肌
39. 肺
40. 心
41. 賁門
42. 胃（左）
43. 胰臟（左）

44. 十二指腸（左）
45. 腎臟
46. 腎上腺
47. 脾
48. 腹腔神經叢
49. 胃（右）
50. 幽門
51. 胰臟頭（右）
52. 十二指腸（右）
53. 膽
54. 肝
55. 輸尿管
56. 膀胱
57. 盲腸
58. 迴盲瓣

59. 升結腸
60. 橫結腸
61. 小腸
62. 降結腸
63. 乙狀結腸
64. 肛門、直腸
65. 骨盤腔內器官
66. 內尾骨
67. 外尾骨
68. 尿道、陰道、陰莖
69. 子宮或攝護腺
70. 內髖關節
71. 內側骨盤淋巴
72. 鼠蹊淋巴
73. 腹部淋巴

74. 直腸、痔瘡
75. 內側坐骨神經
76. 卵巢或睪丸
77. 外髖關節
78. 外側骨盤淋巴
79. 軀幹淋巴
80. 薦椎痛點
81. 外側坐骨神經
82. 小腹肌肉放鬆區
83. 舌
84. 太陽神經叢
85. 支氣管
86. 內側坐骨神經痛點
87. 外側坐骨神經痛點
88. 胸背心臟

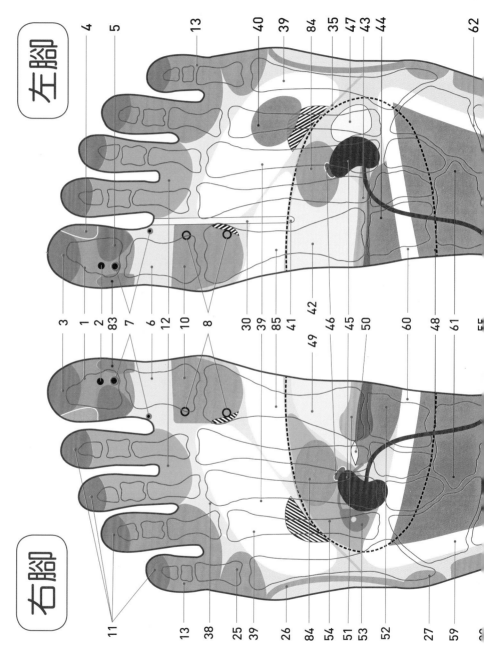

脚底反應區全圖

左腳

右腳

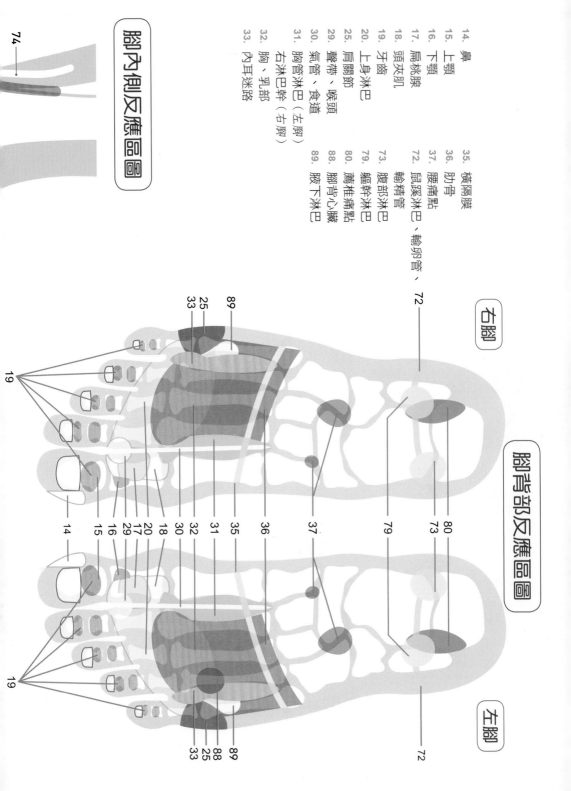

腳背部反應區圖

右腳

左腳

腳內側反應區圖

14. 鼻
15. 上顎
16. 下顎
17. 扁桃腺
18. 頭夾肌
19. 牙齒
20. 上身淋巴
25. 肩關節
29. 聲帶、喉頭
30. 氣管、食道
31. 胸管淋巴（左腳）
  右胸管淋巴（右腳）
32. 胸、乳部
33. 內耳迷路

35. 橫隔膜
36. 肋骨
37. 腰痛點
72. 鼠蹊淋巴、輸卵管、輸精管
73. 腹部淋巴
79. 軀幹淋巴
80. 薦椎痛點
88. 腳背心臟
89. 腋下淋巴

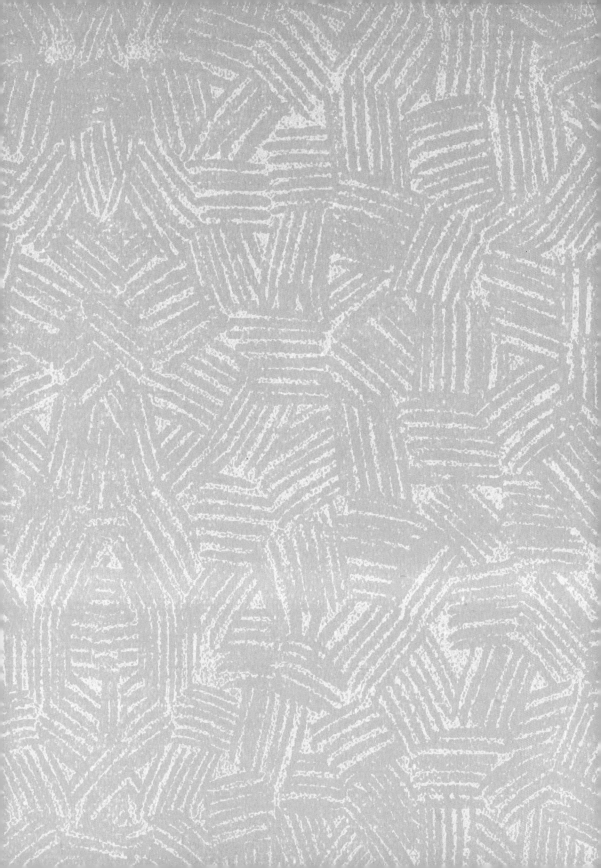

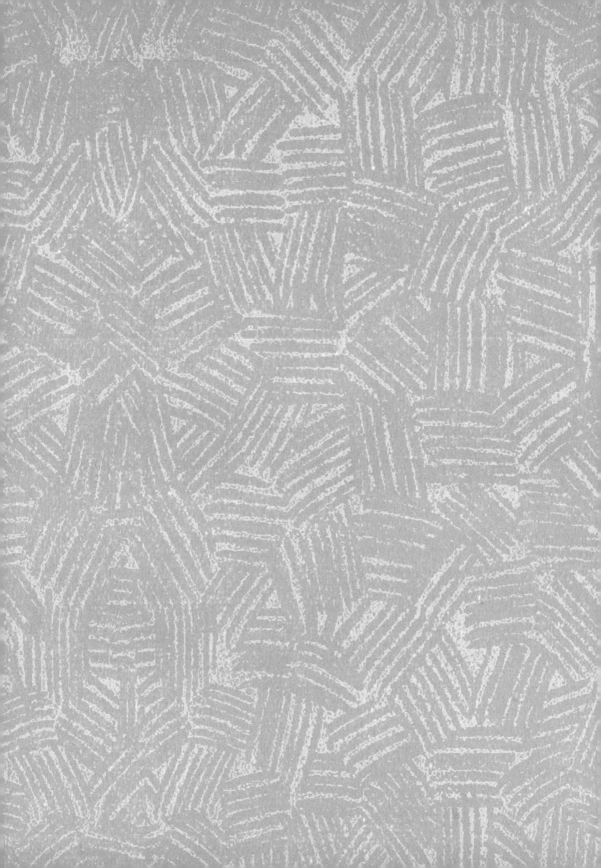

足療自癒

吳若石神父

足部反射健康法

自癒

從腳上看到天主的愛

在花蓮教區秘書處工作的人員大都知道我的一個小習慣，那就是除了每天的彌撒及一些例行的工作外，在時間許可下，我每週都會去做一次足部反射健康法。在每次的足療中，除了獲得深層的放鬆與休息，我的身體健康也明顯有些改善。在我受到這麼多好處的同時，我想應該讓更多人也能從足療中，改善自己身體的健康。

感謝天主把吳若石神父派遣到台東，在天主教花蓮教區從事福傳牧靈工作，同時也把足部反射健康法（足療）在全台推廣。更感謝吳神父的工作團隊，在長濱偏鄉中，幫助我們的原住民、新住民們（越南），得到很完整而良好的訓練，成為吳若石足部反射健康的工作師傅。他們不僅因為這個技能，改善了家人的健康，也改善了家庭的經濟；也因此讓更多的人能認識到這個健康法，進而使自己的身體健康受益。

傳揚天主的愛是天主教會工作的本質，在天主教會中有各種的服務工作，這都是傳揚天主愛的途徑。吳神父告訴我：天主已經把追求健康最好的方法與藥物放在我們的腳上，我們可以從腳上找到自己的健康。因此，我們找到一條新的傳愛路徑，那就是推廣吳神父的足部反射健康法，使更多的人認識這個健康法，甚至學會這個健康法。

足部反射健康法經吳神父多年的推廣，以及用較科學的研發改良之後，目前與早期的療法已有顯著的改善與區別。適值吳神父將此美好的方法重新著書發表之際，特表推崇與感謝，期望更多人能因研讀此書，而能更了解足療，並使用此法而使自己的身心靈更健康更快樂！

天主教花蓮教區 主教

黃兆明

吳神父祈禱文

仁慈的天主

　　祢創造了我們更愛了我們並交付我們參與祢救贖人的工程，讓世上的弟兄姊妹們都能受益。

　　我向祢呈上無限的感激，因為祢揭示了我這美好的足部反射健康法，它不但改變我的人生更經由全心全意全力的學習，這個方法已經成為世界性的工作與活動，世人得以藉此方法了解如何改善身體、預防疾病過著更健康的生活。

　　敬愛的主，請降幅我能在祢開啟的這條路上繼續前行，使人人都能了解到「減少別人的痛苦，增加別人的喜樂」是人生的目的。

社團法人 吳若石神父全人發展協會　理事長

Fr. Josef Eugster

感謝天主給了我的三個禮物

我常常感謝天主給了我三個禮物：**給我生命**，成為**神職人員**和認識**足部反射健康法**。

自 1978 年開始，從一本書學習到這個健康法的時候，我很驚訝能夠用那麼簡單的方法幫助自己，也改善別人的健康。現在，我擔任天主教長濱堂區的主任司鐸（神父），每週服務於長濱地區的八個天主教堂，我還活著，而且藉著這個健康法，減少很多人身體的痛苦，增加很多人的喜樂。

幾年前我注意到自己漸漸老了，為了對我的天主負責任，自己心底清楚了解到，這美好的足部反射健康法必須要傳承下去。我需要一個非常嚴謹並且有完整學習資歷的教學團隊，與專業足療師傅們，和我一起奮鬥。當時，我們在歐洲已經有了嚴格執行、使用我們這個健康法的專業講師與足療師的團隊，但在遠東亞洲還沒有。

過去三十多年來，鄭英吉博士協助我出版一些書籍，介紹並分享了我們的方法與經驗。但面臨愈來愈多的保健需求時，我們知道必須有一個更大的專業團隊，能執行並推展這極其有效的自然健康法，來回應天主的呼召。因此，我和林素妃老師、胡齊望老師開始為實現這個夢想努力工作。

幾位資深足療師傅也一起加入行列，訓練一批批真正完全遵循使用我們這套足部反射健康法的專業師傅。他們當中有越南新住民、原住民與漢人。每一位都接受至少八個月的嚴謹訓練課程，他們最後都還要通過嚴格的能力考試，才能成為正式的團隊師傅（並非每一位都能通過考試），並且在長濱天主堂所設置的工作平台，提供完整的足療服務。

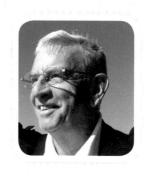

　　在長濱天主堂，每天接待許許多多為尋求這個健康法，遠道而來的海內外朋友。他們無論是為了自己的健康，或為了學習這個健康法，都成為我們在知識領域與經驗上，持續研究發展的動力。在這十數年裡，我們的世界工作團隊夥伴，早已習慣分享工作經驗。在持續研究發展中，不斷挑戰及突破這個健康法的盲點。

　　近年來，我們依著世界各地研習者龐大的經驗值，從而發現並確認了數個新的反應區，並且改進了操作手法。為了讓過去學習過這套足部反射健康法的讀者與民眾，能夠獲得最完整、最正確的資訊，我與夥伴們決定更新先前的反應區圖與書籍內容，因此有了這本書的面世。

　　這本突破性的新書將翻譯成德文、英文及簡體字版，將來會翻譯成其他的語言，來協助我們在世界各地的工作。除了向全世界呈現我們四十年來持續推廣、研究的成果，也獻給全世界不斷努力學習、更新知識的足部反射健康法工作者。期望所有的讀者與我們共同敞開自己的心胸，迎向每一個新知與挑戰，使這原本就在不斷精進中的足部反射健康法，添加更多的生命力；如同我們不斷在信仰裡，更新自己的靈魂與生活來豐富自己的生命。

　　這本書是我們整個工作團隊（歐洲與台灣長濱）經年的努力與累積，在此呈獻給世人。也祝福足部反射健康法成為普世性的健康法！

社團法人 吳若石神父全人發展協會　理事長

Fr. Josef Eugster

CONTENTS

什麼是「吳若石神父足部反射健康法」

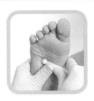

第2章

足部反射健康法的基本理論

第**3**章

病理反應與對應療法

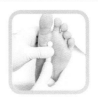

操作須知與基本手法

第5章

「吳若石神父足部反射健康法」整體操作順序

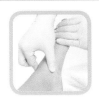

第 6 章

Q&A 常見問題

第1章

什麼是「吳若石神父足部反射健康法」

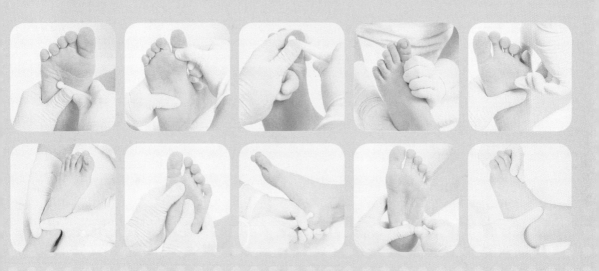

「反射療法（Reflexology therapy）」和「按摩（Massage）」是兩種完全不同的領域。反射療法是刺激病理反應區，使相應的身體組織，產生自我調整、獲得健康。吳若石神父將其大半人生，投入足部反射健康法，就是希望達到「一家一人會，省下醫療費」的目的。

1-1 何謂吳若石神父足部反射健康法

　　1979 年吳若石神父經由德文版《未來的健康》一書，認識了以反射學為基礎的足部反射療法（foot reflexology therapy）概念，並以近四十年時間將此概念逐步發展成現今「吳若石神父足部反射健康法」。此健康法在台灣發展期間，融合了中醫學陰陽五行的理論，使得本健康法的運用更加靈活而有效。1989 年大陸張穎清教授的生物全息學說，讓本健康法的理論基礎更加全面而周延。

　　吳若石神父以其大半輩子的光陰投入研究這個健康法，希望讓更多人能認識、學會這個健康法，達到「**一家一人會，省下醫療費**」的目的。在這近四十年的發展歷程中，隨著不斷的實證、研究、改良，這個健康法在操作手法及理念上，已經有了很大的改變，可以說是目前世界上，自然療法中最具特色和效果的一個健康法。

　　為了讓所有有興趣的人，都能從這個健康法獲得健康，吳神父發揮他如瑞士手錶般精準的性格，務必要求每一個操作動作都精準明確，好讓人明白易學。

　　這本書已被吳神父定位為他的世界工作團隊，「吳若石神父足部反射健康法」的標準教科書。

是採用區域連續性手法的健康法

　　所謂區域連續性手法，是指將腳依操作順序分為**腳趾部**、**腳內側部**、**腳背部**、**腳外側部**及**腳底部**等五個大區域，每一個大區域又依操作手法

的順序，分為數個小區域，每個小區域中可能包括一個或數個反應區。
一個操作手法就包括一個小區域中所有的反應區，依順序連續操作，既
有效率又不致遺漏，且能達到整體治療的效果。

區域連續性手法五大部分

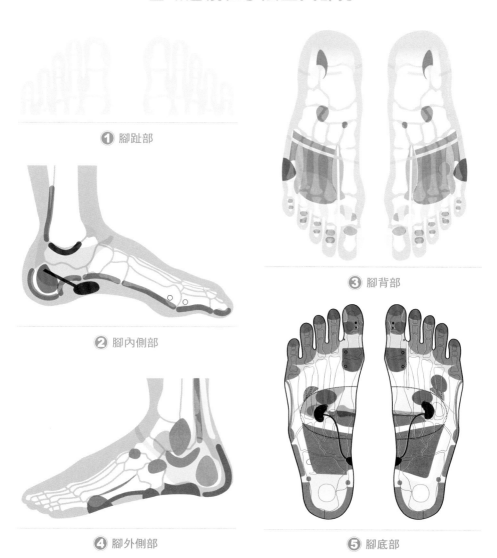

❶ 腳趾部

❷ 腳內側部

❸ 腳背部

❹ 腳外側部

❺ 腳底部

本健康法是一種自然療法，經由足部區域連續性的手法，找到被服務者的足部病理反應物，並推散病理反應物，使身體獲得健康的方法。藉著足部病理反應區所反映的病理反應現象，加以刺激，透過神經、體液、經絡的傳達，使身體各組織器官，產生自我調整的作用，氣血順暢，陰陽平衡，恢復生理機能達到健康的狀態。

是保護施作者的健康法

　　這個健康法在給別人帶來健康的同時，更注意保護施作者。一位健康的施作者才能確保提供真正健康而完整的服務。因此「吳若石神父足部反射健康法」是堅持倡導「保護施作者的概念」，在要求精進有效的操作手法同時，也確保施作者於操作過程中，不會因手法或設備而產生職業性傷害。

　　也就是在提供足療服務時，不但被服務者得到健康、積極、有效的服務，也保護了施作者的健康。正確操作這個健康法的人，手指不會長繭，不會腰酸背痛，也不會傷到自己身體任何部位。

　　在台灣，足部反射健康法發展的初期，施作者與被服務者是分別坐在相對的兩張椅子上，施作者將被服務者的腳放在自己的大腿上，然後施作足部反射健康法。後來，因為女性施作者愈來愈多，這樣的施作方式不僅令人腰酸背痛，也不雅觀。所以，就在這相對的兩張椅子中間，加上一張和椅子同高的坐橙，讓被服務者的腳擺放，而施作者坐在較低的椅子上施作。

　　雖然這樣的改變，解決了尷尬的問題，但施作者坐在低矮的椅子上，腰椎承受的壓力太大，很容易腰酸背痛。最後，我們讓被服務者躺在按摩躺椅，並且升高按摩躺椅高度。施作者坐在可以滑動，而且可以調整高低的椅子上，按摩躺椅面和椅子坐墊的高度，相差在十五至二十五公分間，以方便操作，同時也解決施作者容易腰酸的問題。

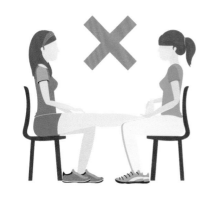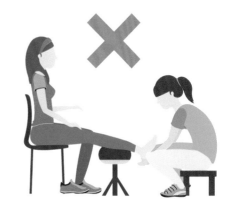

1. 二張等高椅子對坐，腳放在大腿上施作　　**2.** 中間放張椅子架腳，師傅坐矮椅子

施作者座椅高度的不適當，易造成施作者腰酸背痛等職業傷害。

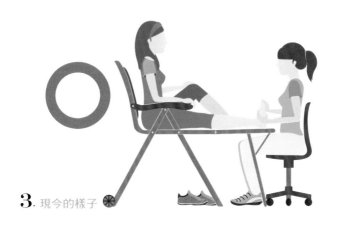

3. 現今的樣子

施作者坐正常高度的椅子，被服務者坐較高的按摩躺椅，這樣才能保護施作者

是反射療法（Reflexology therapy）而不是按摩（Massage）

　　一般人熟知的「腳底按摩」，是吳若石神父將反射療法引進台灣時所用的名稱。早期為了說明方便，使用「腳底按摩」這個名詞，事後吳若石神父深覺不妥（其實私底下吳神父常不諱言，當時他的中文也不是很好，

所以犯下這個錯誤），因為這明明不是按摩啊！

然而，連經濟部職業類別民俗療法中，都以腳底按摩為命名時，由於當初的一時輕忽，造成日後無法導正的困境。因為足部反射療法，很多時候是在腳底施作，所以當初以「腳底按摩」稱呼「足部反射健康法」是可以理解的。

但是，「反射療法（Reflexology therapy）」和「按摩（Massage）」是兩個截然不同的領域。在身體酸痛的地方，施以按、摩、推、拿的手法，使患部的酸痛獲得舒緩，這是按摩；而反射療法則是刺激病理反應區，使身體相應的器官組織，產生自我調整的功能，進而獲得健康。

1-2 痛則不通，真的嗎？

國人常有「痛則不通，通則不痛」的說法。這是源自於古醫書中「氣傷痛」，「痛不通，氣血壅」的說法。中醫學認為經脈中的氣血運行阻塞，會引起疼痛。本健康法能疏通經絡、通暢氣血，並依反射學的原理，使功能運作不正常的組織器官逐漸恢復正常，並能防止影響其他的組織器官的運作，對各系統產生調節的作用，因此能緩解疼痛，達到氣定神寧的效果。

不是愈痛愈有效

許多人對足部反射健康法的印象依然停留在「痛」的概念上。事實上，初期的手法確實偏重，甚至引起有些綜藝節目拿足部反射健康法做為節目效果的工具，對此我們深感遺憾。

現在的足部反射健康法，依然會有痛的感覺，卻是在受服務者能接受的程度內施作。有經驗的師傅可以從受服務者的臉部表情或身體微小的抽動中，察覺被服務者感到疼痛，而調整力度的大小。但我們仍經常鼓勵客人，把自己能忍受疼痛的程度分為十分，當痛感達到六分時，就告訴師傅，以免過痛而影響這個健康法的效果。

能預防疾病、養生保健

人體內有各種生理系統，例如：消化、運動、循環、呼吸、泌尿、神經、淋巴、內分泌、生殖等系統。這些生理系統之間依靠血液循環、神經訊息的傳達及經絡中「氣」的運行，使得身體各組織器官得到應有的養分，排除有害物質，發揮應有的功能，我們可以說這個身體是健康的。

反之，因為外來的病毒侵擾，或是本身某些組織器官功能不足，甚至影響其他組織器官的運作，我們會因為不舒服知道身體生病了。這個健康法可以促進身體血液循環、調整神經傳導、增進氣血循環，使身體各組織間的聯繫得以維持或恢復。經常使用這個健康法，可以預防疾病的發生，達到養生保健的功效。

能改善體質

在當今的生活環境中，來自於空氣、飲水、食物、輻射等各種污染，以及緊迫的生活節奏與生活壓力，既無法避免，而又深深影響我們身心健康。本健康法實施整體治療，可以增進消化吸收，加強新陳代謝，加速體內毒素的排除，活化細胞，提升身體免疫力，疏解心理的壓力，從整體性的保健，改善體質進而消除病痛。

能潤澤肌膚

有經驗的中醫師可以從病人的臉色判斷病情。其實,人的臉就是內臟功能的一面鏡子。內臟功能正常,臉色自然紅潤有光澤,不必化妝就很美麗了。本健康法能加速血液循環,增加血流量,肺的通氣量和耗氧量,促進組織器官的活動能力及新陳代謝過程,排除體內的廢物毒素,而且幫助消化、吸收、活化細胞、增強抵抗力、加速細胞修補能力。一個身體各項機能正常的人,男的自然容光煥發;女的當然肌膚光滑亮麗。

1-3 「足部反射健康法」正式定名

其實,吳若石神父一直認為「腳底按摩」名實不符的情形,應該要改進。而後陸續出現的「病理按摩」、「新足部健康法」等,又都存在著符合國內法令,以及時代侷限性的問題。

2016 年 7 月 12 日吳若石神父帶領協會重要幹部,拜會衛福部中醫藥司黃司長,除了為國內民俗療法的發展,以及 2017 年 10 月在台東舉行的 2017 世界反射學雙年會(ICR)交換意見,在會談中也為這個健康法的中文名稱正式定讞。我們以「吳若石神父足部反射健康法」為這個健康法定名。英文名稱為, Fr. Josef Method of Reflexology(FJM)

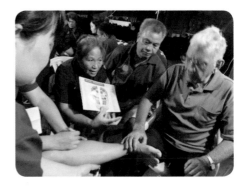

1-4 足部反射健康法的緣起

1979 年，吳若石神父來台福傳工作的初期，家族遺傳性的疾病風濕性關節炎發作。同修會的薛宏道修士送了吳若石神父一本以德文書寫的反射療法書（《GESUND IN DIE ZUKUNFT》意即「未來的健康」）。吳神父依書上記載施作在自己的腳上，病痛竟不藥而癒。

從此，吳若石神父一頭栽進足部反射健康法的研究領域，帶領台灣進入反射學的國度，並在足部反射健康法的部分，因著吳若石神父而位居世界領頭羊的地位。

從 1979 年迄今，吳若石神父辦了許多講座、研習班，推廣這個足部反射健康法。許多人陸續跟隨吳若石神父，學習足部反射健康法；也有專程到台東請教、學習的。他們有的因此獲得身體的健康；有的學得此技能後，依此為業謀得生計，也為更多人的健康服務。

為何要推廣足部反射健康法

吳若石神父是天主教會的神職人員，屬於瑞士白冷外方傳教會（Societas Missionaria de Bethlehem，SMB），被派到台灣台東從事福傳牧靈工作已近四十年。他常說自己是一半的瑞士人，一半的台灣人。他熱愛台灣，一如他熱愛天主。

他不捨人們受病痛所苦；更不捨因過度依賴打針、吃藥而失去健康的人。如果每個家庭，有人會使用這個健康法，那會帶來很大好處。因此，吳若石神父常掛在嘴上的一句話就是「一家一人會，省下醫療費」。

常有和吳若石神父熟稔的國外友人，消遣吳神父說：「吳神父好有錢，因為他在台灣開了好多腳底按摩的店。」吳若石神父當然沒有開店

營利，但他也不會因別人冒用他的名義而生氣，反而笑著說：「有人因我的名而有飯吃，也是一件好事啊！」

不過，在玩笑之後，吳若石神父認真思考這個玩笑後面隱藏的嚴肅問題，就是：那些以「吳神父腳底按摩」之名開店營生的人，絕大多數並不是使用真正的「吳若石神父足部反射健康法」，他辛苦研究大半輩子的健康法，並沒有被正確的學習與傳承，或是嘉惠需要的人。吳若石神父為此苦惱不已。

2014 年 4 月，吳若石神父在一群熱心朋友的支持下，成立了「中華民國吳若石神父全人發展協會」。除了有組織性的持續在長濱地區做青少年輔教工作，老人照顧工作以及有機無毒小農的支持工作外，就是有計劃的將「吳若石神父足部反射健康法」完整的保留下來，並且傳揚出去；同時，培養教學與研究團隊，持續的、長期的研究發展，為人們的健康提供服務。

目前協會的教學工作團隊，除了在台東長濱天主堂教授來自世界各地的求學者，習得正確的「吳若石神父足部反射健康法」外，也應邀到其他縣市開設不同等級的研習課程。

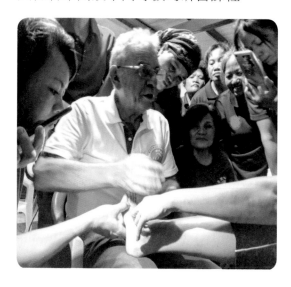

此外，從 2016 年 7 月起，教學團隊也到中國河北唐山、衡水景縣，東北及內蒙包頭等地開設研習課程。按部就班的在中國較內陸地區，特別是天主教會團體內，推廣「吳若石神父足部反射健康法」，為大眾服務。

神父與團隊間的研討工作。

1-5　健康法的蛻變與精進

　　長年以來，我們在前人努力的基礎上，持續研究，目前總合發展並確認了 88 個反應區（過去只有 83 個），並且以陰陽五行的概念建構了全新的人體組織足部反應區圖（詳見本書最後附錄）。

　　吳若石神父常說：「這是一個活的健康法，它還不斷的被研究、改良和進步中。」我們不希望這個健康法墨守成規，而失去前進的動力。回首來時路，我們不可避免的走了一些錯路、一些彎路。時至今日，我們還可以看到以往的一些偏差痕跡仍在進行，願我們能一起在正確的路上攜手共行。

從頭部開始

　　以往的足部健康法大多從腎臟反應區開始，認為排毒是最重要的事情；而「吳若石神父足部反射健康法」是從頭腦的反應區，也就是從腳的大拇趾開始。

　　因為人的頭腦總管肢體動作、內臟的感覺和許多精神功能活動，例如：學習、記憶、理解、綜合判斷，以及血管的收縮舒張、呼吸心跳的控制、體溫的恆定……等。可以說，頭腦就是人體的總司令，指揮中心清楚了，當然就可以明確的總管身體各組織器官，協調肢體動作。因此，吳若石神父多年的實務工作經驗，他所研發的足部反射健康法選擇從腳的大拇趾面開始工作。

癌症患者也能接受足部反射健康法

以往認為癌症患者不宜接受足部健康法，是因為怕會加速癌細胞的轉移；而吳若石神父的工作團隊們卻有為癌症患者實施本健康法的豐富經驗，而且效果良好。本健康法可以改善體質、增強抵抗力、協調身體各系統運作，最重要的是能幫助接受化療的癌症患者減少化療副作用，縮短身體復原的時間。

月經期間也適合

在過去，普遍認為婦女月經來潮時是不宜接受足部健康法的，因為可能會引起大量出血。本法的實務經驗中卻證實，女性在月經來潮時接受足部反射健康法，只要在子宮反應區輕柔按摩，不僅無害而且正好是子宮前屈、子宮後屈、子宮內膜異位患者，自體調整的好時機。另外，經痛嚴重者也能藉著本法緩解經痛。

中風患者的疑慮

以前的足部健康法認為中風的人不要做足療，怕會引起病情惡化；本法加強肝、心、脾、肺、腎等反應區的按摩，對中風患者的復健有很大的幫助。在實務工作經驗中，這種成功的經驗已屢見不鮮；但若是血管瘤破裂引起的中風，在相關的反應區不要做太強的刺激。

腦震盪患者能活血化瘀

對於腦震盪患者，以往也認為不適合足部健康法，怕因此而使病情加重；「吳若石神父足部反射健康法」可以增進血液循環，活血化瘀，

打通阻塞的經脈，疏通氣血，實務上的經驗告訴我們，這個健康法其實對腦震盪患者的復原是有很大的幫助。

不斷精進迎向國際

本健康法除了上述在理念上的精進外，在操作手法、施作範圍、工具使用、力道大小等，都在長時間的實務經驗中修正改進。本法刪除所有使用手指關節凸起部位的手法；以區域連續性手法在膝關節以下施作而不侷限於腳底；使用特定的操作棒做為工具；以適當的力量在可以忍受的範圍內施作，而非盲目追求所謂愈痛愈好的痛感。

最重要的是，本健康法清楚的律定每一個操作步驟，以及操作的方法，並推向國際，使「吳若石神父足部反射健康法」成為自然療法界的共同語言。

1-6 關於本書不同於以往之處

吳若石神父很感謝長久以來，所有協助他或與他合作寫書的朋友們。沒有他們的幫助，吳神父不可能完成那麼多有關足部健康法的書。然而，這本書是吳神父與其世界工作團隊（包括歐洲和台灣的工作團隊）為核心，以各國實務工作者所累積之經驗為撰寫依據。

每一張圖、每一段文字，都經由吳神父親自核閱過，務期將最完整而正確的施作方法呈現給世人。我們將這本不同於以往吳神父足部健康法的書，就其差異分列如下：

彰顯反射區重疊的現象

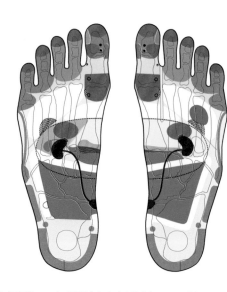

　　在新的腳底反射區圖，我們採取了上下疊片的表現方式，以方便初步踏入足部反射健康領域的朋友，更加清楚、完整的了解反應區的概念。

增加許多新發現的足部反應區

　　例如：支氣管的反應區、太陽神經叢、坐骨神經痛點等；另外，我們也發現原本只有在左腳的肛門反應區，其實在右腳也存在；心臟的反應區除了在左腳腳底外，也可以在左腳腳背發現。

修改了可能傷害操作者的手法

　　例如：在手法中不再有手指側方向大施力的動作；不再使用拇指、食指指節正面凸出部工作。使用這個操作法的人，將不會在手拇指或食指指節上，長出厚厚的肉繭；適時移動座椅位置，使操作者坐姿正直，不因施作這個健康法而過度扭曲自己的肢體，傷害自身健康。

精簡了重複的動作

　　使吳若石神父足部反射健康法，操作得更有效率、更名符其實。例如：「眼耳橫拉」就是完全的處理眼睛和耳朵反應區的動作；「三指夾拉」的動作，則刪減了大拇趾部位重複的部分。

以實際的操作法為主軸

不忽略任何一個步驟，務必讓每一位接觸這本書的讀者，能依據書中的操作方式，完整認識這個健康法，進而能初步的學習這個健康法，為自己與家人帶來幫助。

是「吳若石神父足部反射健康法」的世界統一教材

藉由統一的操作手順與手法，讓學習、使用這個健康法的各國人士，能在共同的基礎上討論和研究，使這個健康法可以不斷的成長和進步。讓這個健康法的教育推廣工作正式邁向國際。

是長久實務工作中所得到的研究成果

本書的內容除了以往的經驗外，其中新增的資訊更來自於吳若石神父及其世界工作團隊，每一個更動、每一處變革，都經過世界團隊成員們的反覆討論才能定稿，過程艱辛而使本書更顯其珍貴。

是吳若石神父參與撰寫最深入的一本書

在吳神父的世界工作團隊中，只有吳神父一人精通國語、德語、英語、台語。因此，溝通、統整團隊成員的工作，只有吳神父方足以擔當。所以，這本書也可以說是吳若石神父一手催生。也是吳神父期盼最深的一本書。

第2章

足部反射健康法的
基本理論

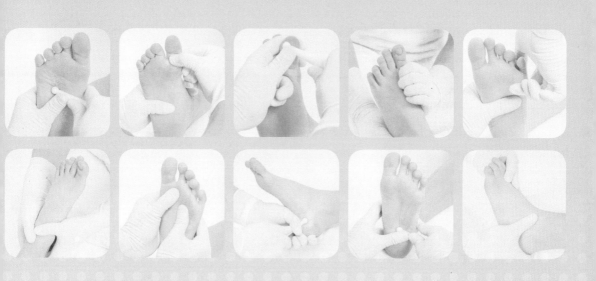

生物全息學説認為：生物體是由許多獨立的小系統組成的一個大系統。每個系統在功能或結構組織和它周圍的部分，有明顯界限的相對獨立部分，叫做「全息元」。

2-1 FJM 相關理論

初期的反射學原理

1917 年美國菲茲杰洛醫生（Dr. W. Fitzgerald）和包威爾博士（Dr. Edwin F. Bowers）合著的《區帶療法（ZONE THE RAPY）》，發現把身體蹤向等分十等分，在同一等分的身體部位發生病變時，在同一區域內會有反射現象。也就是說刺激身體某部位，會影響同一區帶內其他有問題的部位。最初的反射學自區帶理論後，經賴利醫師（Dr. Joe Shelby Riley）、英哈姆女士（Eunice Ingham）、馬爾奎特女士（Hanne Marquardt）瑪莎薇（Hedi Masafret）女士、吳若石神父等反射學先進的努力後，逐漸形成目前的樣貌。FJM 正是集其大成，確立了操作的手法、手順，並建置完整的教學與學習系統。

足部反射學和中醫學的相遇

1979 年吳神父開始和別人分享足部反射學的神奇時，眾人除了驚訝外，接著便想以所知的醫學知識解釋這種神奇的現象。很快的中醫的相關觀念便被引入。雖然現在我們知道：反射學的塊狀反應區，不同於點狀的經絡穴位；反射健康法特有單一方向的施作方法，不同於推、拿、按、壓的按摩手法。但因為中醫學在華人世界中深厚的影響力，反射學與中醫相同的對人體的整體觀，使反射學迅速為華人世界接受。所以在 FJM 的應用施作中，仍保留臟腑陰陽對應的關係運用（如圖）；以及搓動井穴以充足體內各經絡中之氣的動作。但反射學不用藥石，也沒有

侵入式的療法，反射學的研究者不可不慎。

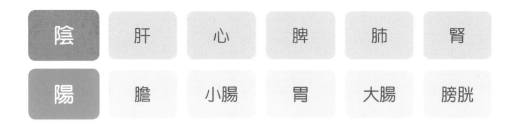

| 陰 | 肝 | 心 | 脾 | 肺 | 腎 |
| 陽 | 膽 | 小腸 | 胃 | 大腸 | 膀胱 |

部分—整體的理論

　　自區帶療法後，1938 年英哈姆女士將大部分身體的反應區描繪在腳部，這種將身體的部分（例如：腳）反應身體整體的觀念已漸趨成熟。1970 年代瑞士護士瑪莎薇著的德文版《未來的健康》一書中，就已清楚的在腳底標示出人體大部分內臟反應區；1973 年大陸張穎清教授發表「生物全息學說」，主要由第二掌骨反應全身，更明白說明了身體的部分可以代表整體的理論。

　　我們知道生命的孕育是由一個受精卵開始繁衍的過程。母體內的受精卵，擁有父母的 DNA，由最初一個單細胞開始進行分裂，最後演化出一個生命體。在生命創造之初，依循生命的藍圖（父母的 DNA）開始建構有相似於父母的樣貌、體型、性格而又全新的生命軀體。

　　複製醫學揭示了由機體上的部分細胞，可以複製出完整的有機個體。把兩隻腳合併起來看，腳趾部反射的是頭部，包括：整個腦部、眼、耳、鼻、喉及頸部等反應區；腳內側部反射的是身體中線部分的組織器官，包括：脊椎、生殖及排泄器官等反應區。腳背部分反射的大多是身體各個淋巴系統反應區。腳外側部反射的是位於身體兩側的組織器官，包括：肩、肘、膝關節，上肢、下肢，及卵、睪丸等反應區。腳底部反射的是身體的內臟、內分泌等組織器官等反應區。五個看似不同的反射

區域，在一雙腳上呈現了關係緊密的聯結，形成一個完整的反射學身體結構。依據身體的部分可以代表整個身體的理論，例如：耳、眼、頭皮、手、腳等。凡是可以明顯和身體其他部分區隔開來的，都呈現出這種對應現象。可以對應身體整體；腳也可以對應身體整；那麼手和腳也呈現出兩者直接對應的現象。有關手和腳對應的運用方法，在下一章會有完整的說明。

反射學理論

世界反射專家學者們普遍認為，反射學是整合醫學裡的領域之一，反射區位置主要在腳、手、與外耳等處，以區塊的方式呈現。身體訊息的傳遞，經由神經傳輸（神經系統）、化學反應（經由內分泌、淋巴與血液循環系統）、機械式反應（經由筋膜系統）、及身體能量（電磁場）的影響途徑，以促進深度放鬆，協助身體發揮最佳功能。

神經系統

1932 年英國的查爾斯 • 斯科特 • 謝靈頓爵士（1861~1952），和埃德加 • 阿德里安男爵（1889~1977）這二位諾貝爾生理醫學獎得主發現：人體感覺刺激的強度是以神經脈衝發放的頻率決定。神經脈衝的強度與神經的大小有關，與外在刺激的強度無關。意即同一神經細胞，受刺激後只會發出一種強度的神經脈衝。發生頻率愈高的神經脈衝，身體的感覺愈強烈。

對 FJM 而言，施作時只要施作力度達到能產生神經脈衝的壓力，即產生一個與該神經大小相符強度的神經脈衝。較大的力度能在一定時間連續產生多個神經神經脈衝，我們稱之為較高頻的神經脈衝。反之，以較少的力度，能在一定時間內產生較少的神經脈衝，我們稱之為較低頻的神經脈衝。較高頻的神經脈衝會壓制較低頻的神經脈衝。

當身體不舒服或有病痛時，身體相關組織器官的細胞，會發出神經脈衝訊息，我們從痛的訊息，而知道身體的那個部位不舒服或受傷，需要休息或緊急處理。這是身體為求生存，而尋求支援解決問題的本能。身體會開啟本身的應變機制，或加快血液循環以增加血液供給；或加派免疫系統成員，以消滅病毒等。當然，身體的主人也會開始調整自己的行為，藉以尋求解決病痛或受傷的方法。

坐骨神經痛患者因為坐骨神經受到壓迫導致疼痛，身體便會停止運動，以防止進一步的壓迫發生。這時依 FJM 的方法，在腳部的內、外坐骨神經反應區，以及內、外坐骨神經痛點，施作深入而穩定的壓力，在坐骨神經的末梢會形成一個接一個的神經脈衝，這些較高頻率出現的神經脈衝，會壓制受壓迫處傳出的較低頻神經脈衝，幫助坐骨神經痛患者緩解疼痛。年長、體弱及慢性病患者，建議以較大面積的接觸方式施作，產生較小的單位壓力，發出較低頻神經脈衝，使功能不佳的組織器官，逐漸自我調整而恢復功能。在淋巴系統最多的腳背反應區，低頻神經脈衝能活化所反射的各個淋巴組織，增強身體的抗病及免疫能力。

體液循環（包括血液、淋巴及內分泌）

血液：適當的運動，經由心跳、呼吸的加快，使血液循環加速，可以達到身體健康；腳部位於血液循環中心最偏遠的位置，施作一次完整且合於操作規範的 FJM 足療，可以促進血液循環，使身體組織吸收到營養，並排出廢棄物，但不會增加心臟額外的負擔，特別適合不宜運動者的養生保健。此外，經由對肝、脾反應區的刺激，也能強化其功能，對過濾、清潔血液有很大幫助，進而提升血液的效能，使身體獲得健康。

淋巴：淋巴液中含有許多具免疫能力的細胞，能分辨人體自身的組織，或是非自身的組織，對外來物質及體內變異物質有強烈的吞噬消滅作用。

淋巴結是免疫系統中的重要組織，能清除淋巴液中的異物。施作 FJM 時，可直接反射身體各主要淋巴器官及淋巴結區域，以活化這些淋巴器官及區域淋巴結，增強身體的抗病能力。

內分泌：包括腦下垂體、松果體、甲狀腺、腎上腺、胰島、性腺等。腦、肝、腎臟等器官雖然不是內分泌腺體，但含有內分泌功能的組織或細胞。在 FJM 的反射區圖中，各個內分泌腺體、腦、肝、腎，在腳部都有相對應的反射區，在這些反應區施作 FJM，能促使其內分泌功能順暢，進而使身體的各項生理運作正常。

筋膜系統

筋膜系統存在於結締組織內，神經、血液、淋巴和內分泌的傳遞運作許多是在結締組織內進行，與筋膜組織息息相關。筋膜是緻密的結締組織，貫穿整個身體內、外，它包圍　繞每一根肌肉纖維、每一束肌群、每一條血管、每一塊骨骼和每一根神經。筋膜分好幾層：在皮下組織的叫淺筋膜；包覆肌肉、骨骼、血管、神經的筋膜，以及　帶、肌腱、關節囊的是深筋膜；還有包覆和固定內臟的內臟筋膜

筋膜系統延綿不斷貫穿身體的內外上下，可說是「牽一髮動全身」。數根包覆肌肉纖維的筋膜，外層還有一層筋膜包繞肌肉束，肌肉束的兩端為肌腱，也是筋膜的一種，肌腱連接在骨骼上，和骨骼上的骨膜也產生連接，骨膜也屬筋膜系統，連接骨骼的關節囊也是筋膜的一種。筋膜系環環相扣的結果，說明身體是一整體又相互連動的機體，各組織器官以筋膜系統連結在一起。

2003 年反射學者的曼札納瑞醫生（Dr.Jesus. Manzanares）對反應物的研究中，對於組織病理切片分析，發現正常細胞組織的結構是：神經

纖維（Nerve fiber）佔 8%，血管元素（Vascular elements）佔 27%，結締組織（Connective tissue）佔 65%。在患者相關反應區所找到的反應物細胞組織，結構則明顯有很大的改變。血管元素由 27% → 28%；神經組織由 8% → 42%；結締組織由 65% → 30%。有反應物現象的地方神經組織大量增生，除了解釋會痛的原因外，結締組織比例大量減少，意味部分結締組織成了較緻密的筋膜。筋膜包覆了大量增大增生的神經細胞。增大的神經細胞在受到刺激時，會產生較強的神經脈衝；而增生的神經細胞，增加了神經脈衝發生的機會。

磁場理論

羅伯特・貝克爾博士（Dr. Robert Becker 1923-2008）是《人體電學 The Body Electric》的作者，他經由科學的證據提出：人體是一個帶電網絡與磁場運作活躍的場域。當代著名的美國反射學者克麗絲汀・艾莎爾（Christine Issel）也在她 2020 年的新書《Energy:The New Frontier in Reflexology》中，提出能量、電磁場與反射學的關係。身體就是帶電體，我們從醫院中各種診斷儀器（如：心電圖、核磁共振圖等），都是經由身體上的生物電磁場來運作而得來的。

我們可以把電場視為一種能量，生命本身就是一種能量。電流愈強磁場也愈強，因此，如何促使身體的各種流動通暢，維持自身磁場的強大，確實是養生保健的思考途徑之一。神經系統是身體的基本能量系統，由於電流會產生磁場，神經脈衝傳輸過程中即有電磁場的發生。人的思想是一連串複雜的神經細胞運作，這些腦部生物電流運作，形成了腦部的磁場。正面的磁場能給人好的感受；負面磁場也會影響磁場較弱的人。

五行與人體組織器官的對應關係

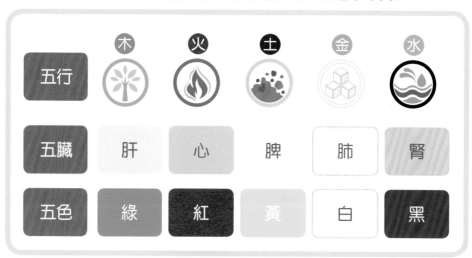

五行	木 🌳	火 🔥	土	金	水
五臟	肝	心	脾	肺	腎
五色	綠	紅	黃	白	黑

陰陽五行對照圖

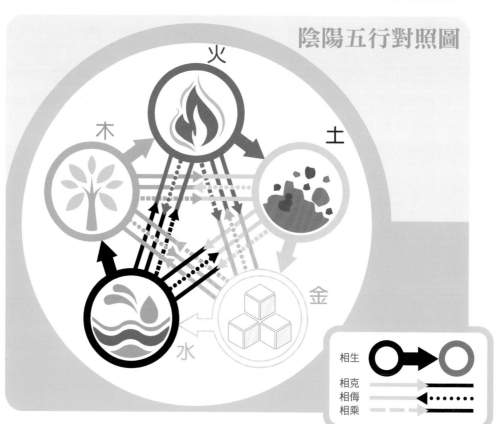

相生
相克
相侮
相乘

2-3　腳骨的構造

　　欲學習足部反射健康法，必須從認識腳骨構造開始。人體的腳骨從腳趾端至足跟端，共有七種，分別是趾骨、蹠骨（中足骨）、楔狀骨、舟狀骨、立方骨、跟骨、距骨。了解腳骨的結構可以幫助我們在施作反射健康法時，找到正確的反應區位置。

　　例如，在腳內側我們可以摸到大拇趾第二趾骨側邊，那就是身體頸椎的反應區。順著往下探尋，可以摸到第一蹠骨（中足骨）的骨側區，那是我們胸椎的反應區。在腳外側區的中段，可以很容易摸到突出的一塊骨頭，那就是我們第五蹠骨（中足骨）的近心端。在腳外側第五蹠骨（中足骨）邊，可以發現一個沒有骨頭的區塊，這個區塊就是膝關節的反應區。

　　從以上例子中，我們可以發現，足部反射健康法的反應區，幾乎都是以腳部骨骼來定位，跳脫以往，只就反應區圖，對照真實腳部，以比例來找反應區的學習方式。每個人的腳形大、小、寬、窄、厚、薄不同，唯有從腳部骨骼定位反應區，才能精準的學習這個健康法。

腳骨的座標

　　腳底的反應區從第三趾／中足骨，往腳跟畫一條縱線，與腳跟中心點的連線，是縱座標；中足骨近心端與楔狀骨、立方骨接縫的弧線，可做為「橫座標」。

　　下圖是由施作者觀看被服務者的腳底，兩腳合併，靠近兩腳中間稱為「內側」，遠離兩腳中間則稱為「外側」。

腳骨構造圖（腳底）

右腳　　　　　　　　　　　左腳

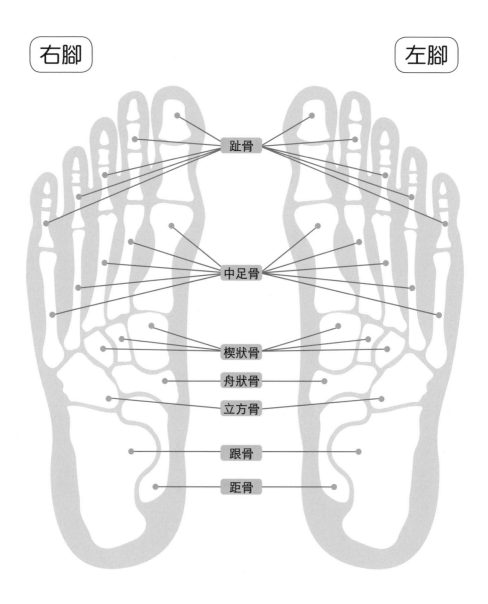

趾骨

中足骨

楔狀骨

舟狀骨

立方骨

跟骨

距骨

腳骨座標圖（腳底）

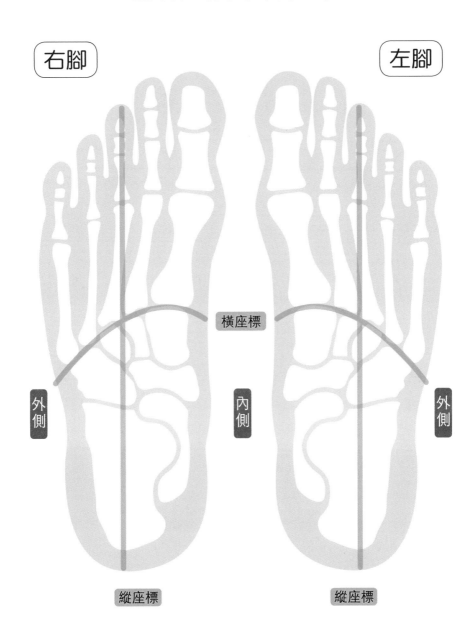

右腳

左腳

橫座標

外側

內側

外側

縱座標

縱座標

腳背與腳側的腳骨

　　腳的每一骨節都有近心端和遠心端，大拇趾只有末節和基節，其餘四趾有末節、中間節、基節。而腳側也有許多反應區，因此腳側的腳骨也需要認識一下。腳側有脛骨及腓骨，脛骨較粗，腓骨較細。

腳側骨構造圖

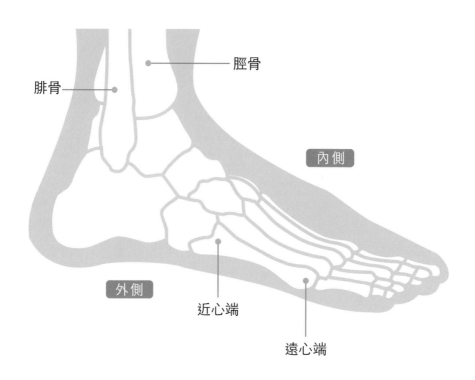

脛骨

腓骨

內側

外側

近心端

遠心端

2-4 人體器官在足部的反應區位置圖

本書所呈現的反射區位置圖（如 P123），是根據吳若石神父世界工作團隊十幾年來的實務經驗所繪製，與過去的版本最大的不同之處將原本的 83 個反應區增加到 88 個，且腳底反應區更進一步分為上、下兩層，本書以透明材質片將兩層反應區獨立呈現，以方便讀者了解與學習。這是「吳若石神父足部反射健康法」這十數年來最大的突破，也是目前為止最完整、最正確的版本。

五種顏色的反應區，分別表示中醫學裡面五色對應五臟五腑的五行學說（三焦除外），黑色對應「腎及膀胱」；綠色對應「肝、膽」；白色對應「肺與大腸」；黃色對應「脾、胃」；紅色對應「心與小腸」。

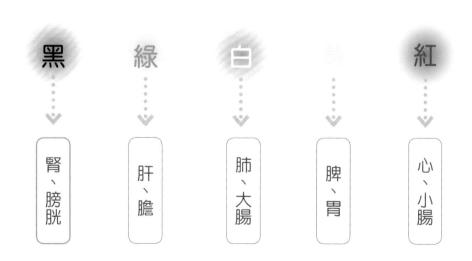

黑 → 腎、膀胱
綠 → 肝、膽
白 → 肺、大腸
黃 → 脾、胃
紅 → 心、小腸

第**3**章

病理反應與對應療法

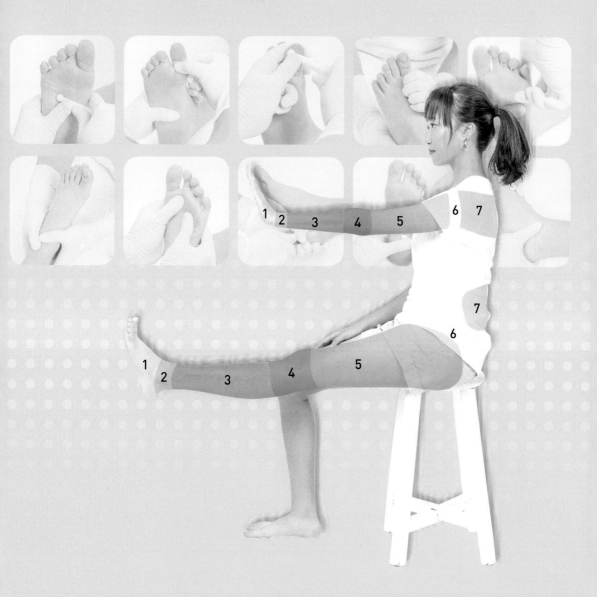

手腳的反射對應圖

1. 手掌 ←→ 腳掌　　5. 上臂 ←→ 大腿
2. 手腕 ←→ 腳踝　　6. 肩關節 ←→ 髖關節
3. 小臂 ←→ 小腿　　7. 肩帶 ←→ 骨盤帶
4. 手肘 ←→ 膝關節

3-1 認識病理反應

　　根據反射學理論，在腳部反射區所產生的變化或異常，是相關器官或部位所產生的病變或異常的反映；而該器官或部位所發生病變之輕重或症狀之不同，反射區所產生的變化也不相同。

　　有的呈現沙粒狀，有的顆粒狀，有的塊狀，有的呈現條索狀或氣囊狀等，這些都是病理反應物。有人認為這些病理反應物是尿酸晶；有人認為是氣結；也有人認為是人體代謝後的沉積物；更有人認為是身體內的毒素。凡此種種說法，在沒有科學證據支持下，我們都持保留態度。

反應物的組織與結構

　　我們的皮膚組織由表層向裏層依序是：表皮層、真皮層及皮下組織層。反射療法中的反應物現象發生在皮下組織層。2003 年 10 月在牙買加舉行的世界反射學者評議會，西班牙的醫生曼札納瑞（Dr.Jesus. Manzanares），發表了一篇研究報告。

　　他從自願者的腳部，在甲狀腺、胃、腰椎、薦椎等反應區的真皮下方的細胞取樣，做病理切片分析，發現正常細胞組織的結構是神經纖維（Nerve fiber）佔 8%，血管元素（Vascular elements）佔 27%，結締組織（Connective tissue）佔 65%。

　　在患者相關反應區所找到的反應物細胞組織，結構則明顯有很大的改變。神經組織佔 42%，血管元素變化較小佔 28%，結締組織降為30%。就因為神經組織由 8% 增加到 42%，所以按壓時特別疼痛而敏感。當然，不同的取樣條件，會有不同的組織結構變化，但這個研究成果對

足部反射健康法而言，可謂意義重大。病理反應物能透露病程、病位等訊息，我們期待台灣的研究單位或個人，在不久的將來，也能在反射學領域中對相關的課題投入研究心力，對世人的健康，做出重大的貢獻。

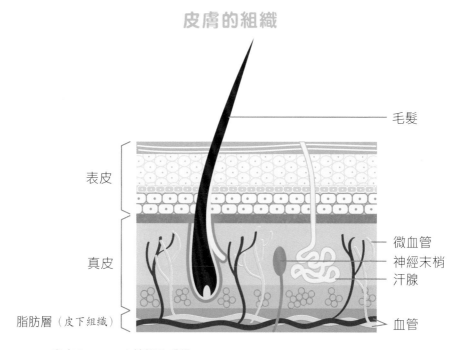

皮膚的組織

毛髮

表皮

真皮

微血管
神經末梢
汗腺

脂肪層（皮下組織）

血管

表皮 (Epidermis) 接觸的感覺

真皮 (Dermis) 溫度的感覺

皮下組織 (Hypodermis) 可感覺壓力。反應物在這個層面

3-2　疼痛是最常見的病理反應

　　古代中醫學家認為：「有諸內者，必形諸外。」也就是說身體有病痛時，無論是那一部分組織器官發生病變，或是功能失調，都會影響五

臟六腑之間的關係，進而發生病理變化，影響臟腑氣血的不足或有餘，透過經絡反應到身體表面，產生酸、麻、脹、痛、癢等病理現象。

接受足部反射健康法時，就可以從足部察覺得到這些反應，一般人接受足部反射健康法感覺會痛，就是身體的某些組織器官發生病變或功能不足的現象。

在西方醫學眼中，人在虛弱時，生物電能量就會降低。如果某一個器官的生物電能異常，將會導致相關的病理反應區「痛閾ㄩˋ」降低，也就是說，在足部刺激該器官反應區會感到痛。每個人對痛的反應感受不一。一般而言，健康的人痛閾高，疼痛的忍受度高；生病的人痛閾降低，會比較敏感怕痛。

吳若石神父經常在長濱天主堂，對接受足部反射健康法的人說：「痛是好事啊！」因為「痛」是身體在給我們發出訊息。當然不是愈痛愈好，受不了的痛會傷害身體，而身體能接受的痛，則是幫助我們了解自己目前的身體狀況。

接受足部反射健康法時，身體會給我們各種訊息，痛只是其中一種；癢是最輕微的一種反應，告訴我們狀況輕微；而脹、麻的感覺則表示狀況愈來愈嚴重；「酸」則是告訴我們已經在反應區找到病理反應物；痛則是清楚的告訴我們，這個反應區器官可能發生了病變或是功能失常了。「痺」則是一種較複雜的訊息，因為患者大多無法清楚的表達那是什麼樣的感覺。跟麻不一樣，也不是痛。實務工作中，最令人擔心的其實是這一種感覺，以及混亂的感覺反應。

曾經有一位 28 歲的男性，在早晨盥洗後，突然左半身不能動彈，經檢查不是腦中風，也不能確認頸椎有什麼問題。四個月後接受足部反射健康法，發現他所表現出來的反應，就是感覺混亂。經過二次施作後，才正式的感覺到痛。這位大陸河北青年的母親，學習了這個健康法之後，長期為兒子施作。在母親的愛心和耐心調養下，年輕人有了正常的施作時感覺反應，兒子的「痛」成了母親的欣慰。一個月後，兒子的

手雖然仍不能有效運作，但已能行走。由此可知，接受足部反射健康法時，身體有正確的反應（包括痛的反應），是多麼重要的事啊！

3-3　對應療法是什麼

　　每個全息元除了反應整體外，也反應在其他全息元上對應部位的生物學特性和各種訊息。手和腳都是全息元，依據生物全息律，每個全息元都是整體的縮影。在腳上可以反應全身的狀況；在手上也同樣可以。我們稱這種在別處全息元的對應部位上施作的反射健康法為「對應療法」。

　　一般而言，在腳部找到反應物，那麼通常也可以在同側手上相對應的地方找到相同的現象。例如，當右腳踝扭傷時，通常腳踝會腫脹，觸之即痛，實在無法施作足部反射健康法。這時候我們可以在右手腕關節的相對反應區施作反射健康法，幫助受傷的腳踝恢復健康。其實，若腳上有外傷時，為了怕患部感染，通常也不會在有外傷的部位施作反射健康法。此時，在同側的手上相對應的地方，施作反射健康法是不錯的選擇。

　　實務經驗告訴我們，因為腳比較大，反應區比較好找；同時腳距離心臟最遠，所以效果也比較明顯。在手部施作反射健康法，最大的好處就是方便，隨時可以施作。但因為手掌比腳掌小很多，因此，許多反應區不容易確定，有時效果比較不明顯。

3-4 簡易的手部對應療法

　　手部雖因手掌部分比腳掌小，但手指卻比腳趾修長得多，因此手指部分的反應區反而好找，也方便隨時施作。以下介紹平時在講座時，推薦給學員幾種方便自我施作的手部反射區：

腦部反應區

應　　用：緩解頭痛，睡不好的問題；並對中風患者的復健大有幫助。

施作方式：一手握棒以棒頭按壓另一手拇指面，握棒手的拇指在另一手拇指背當支撐。握棒的四指和拇指同時用力，四指握棒向內用力，將棒頭壓向另一手拇指面，如下圖表示。

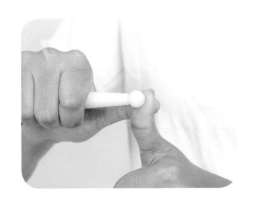

!　**注意**：在日常生活中若一時找不到操作棒，我們可以用相類似的器物替代操作棒，例如原子筆。但要注意避開尖銳的地方，以免皮膚受傷。

頸部反應區（含頸椎反應區）

應　　用：緩解頸部酸痛的狀況，對常低頭看手機的現代人效果特別明顯。

施作方式：用食指第一關節內側，由下往上摳拉另一手的拇指第二指節，整個拇指第二指節的環繞四周都要摳拉。

step **1**
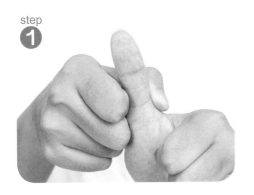

step **2**
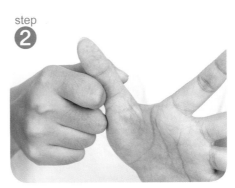

眼睛反應區

應　　用：緩解眼睛酸痛、眼睛功能下降等問題。

施作方式：由下往上摳拉食、中指的第二、三指節。左手的反應區是右眼，右手的反應區是左眼。

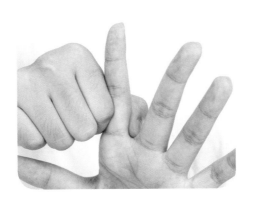

耳朵反應區

應　　用：緩解耳朵不適、聽覺功能及平衡等問題。

施作方式：由下往上摳拉無名、小指的第二、三指節。左手的反應區是右耳，右手的反應區是左耳。

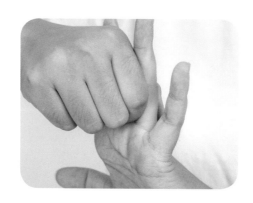

肩關節反應區

應　　用：五十肩、肩膀痛、落枕等疼痛的緩解。

施作方式：由下往上摳拉小指的第三指節與第五掌骨關節處，由下往上分上（手背處）、中（手側處）、下（手心處）三個位置施作。左手的反應區是左肩關節，右手的反應區是右肩關節。第一、二、三條

step
1
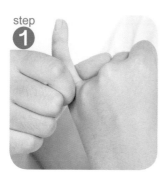

step
2
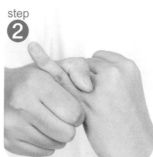

step
3
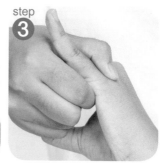

內耳迷路反應區

應　　用：可緩解暈車、暈船、暈眩及內耳不平衡等問題。

施作方式：以拇指尖側刺激另一手手背第四指縫關節下緣處。拇指
　　　　　　尖側可用略微移動同時向下用力找反應區的痛點。

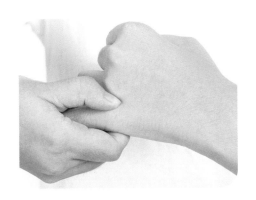

鼻子反應區

應　　用：改善鼻子不通、鼻子過敏等問題。

施作方式：以食指第一指關節內側，摳拉另一手拇指第一指節內
　　　　　　側，即拇指指甲旁位置。兩手都要施作。

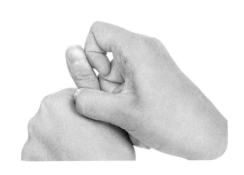

甲狀腺反應區

應　　用：可平衡甲狀腺功能，緩解甲狀腺機能不足或亢進問題。

施作方式：以食指第一（或第二）指節內側，摳拉另一手拇指基節
　　　　　與掌骨的連接處，沿該關節區由下往上的方式施作。

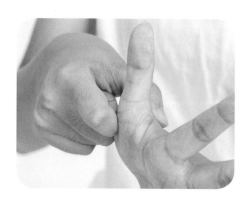

副甲狀腺反應區

應　　用：緩解血鈣不足、容易抽筋或骨質疏鬆的問題。

施作方式：以食指指腹前端，按壓另一手拇指基節與掌骨的連接
　　　　　處，在關節的外側，上下骨凸處按壓副甲狀腺反應點。

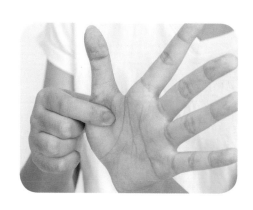

內臟器官反應區 ....

應　　用：刺激所有的內臟器官，達到養生保健的功效。

施作方式：以拇指指腹前端，點狀按壓另一手掌心所有的反應區。

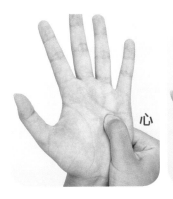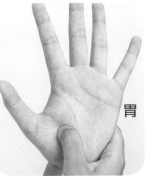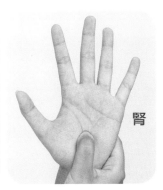

左手掌心反應區	心、肺、胃、脾臟、十二指腸、胰臟、腎、腎上腺、橫結腸、降結腸、乙狀結腸、肛門、小腸。
右手掌心反應區	肺、肝、膽、胃、十二指腸、胰臟、腎、腎上腺、盲腸、升結腸、橫結腸、小腸、肛門。

　　因手掌的面積小，除非是經驗老道的師傅，一般人不容易在掌心找到精確的反應區。因此吳神父的建議是，經常在掌心以拇指指腹前端，普遍點按的方式，刺激所有的內臟器官反應區，達到養生保健的功效。

　　以上均為容易在手上施作的反射健康法，施作時最好塗一些乳液或潤滑液，以免因過度摩擦導致皮膚受傷。手部的反射健康法雖不如在腳上施作有效，但勝在方便施作，隨時隨地都可施作，累積刺激能量，也可以達到自我保健的效果。

第 3 章 病理反應與對應療法

61

第 **4** 章

操作須知與基本手法

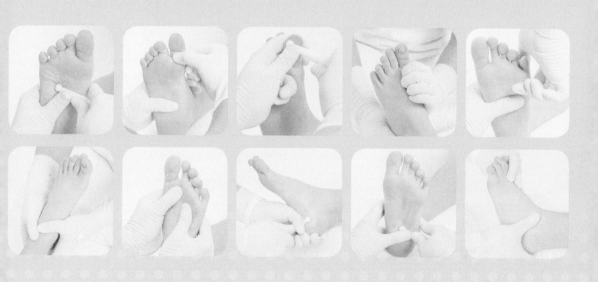

吳若石神父足部反射健康法把腳部區分成腳趾部、腳內側部、腳背部、腳外側部，以及腳底部五大部分。施作時，從腳趾部的腦部反應區大拇趾腹開，而後是腳內側，經過腳背，再到腳外側，最後是腳底；依序施作可以避免遺漏。

4-1 工具的選擇

　　如果可以把自 1979 年以來，所有使用在足部健康法中的工具集合起來，林林總總、千奇百怪，應該足夠開一個小型的展覽會。吳神父的足部反射健康法，經歷過要不要使用工具，用什麼樣的工具的抉擇。

　　早年，吳若石神父曾是堅決不使用工具取代雙手的代表人。那時候，直接彎曲食指或拇指關節，使用凸出部為人施作這個健康法，被認為最直接和有效。

　　但在一次晚間為人施作這個健康法後，吳神父發現自己的眼睛出現了短暫看不見的狀況，在驚嚇過後，吳若石神父開始認真思考這個嚴肅的問題。如果操作手法損傷了操作者的經脈而危害了健康。

　　這個健康法是為人帶來健康，如果施作這個健康法，卻威脅了操作者的健康，那這個健康法就是錯的。純粹以手指尖和手指關節操作這個健康法，只是一種執拗；師傅們以手指關節處肉繭的大小，來論斷功力的深厚，更是無稽。

　　工具是師傅手指的延伸，能更精準的操作這個健康法，而且保護操作者的健康，這是應該立即改進的地方。

使用操作棒

　　初期，吳若石神父使用鄭英吉先生設計的操作棒，做為施作這個健康法的工具。當時大多以木製的為主，因為亞洲人大多比較偏愛木質的溫潤感覺；對於塑膠製的操作棒，感覺比較冷。不過，經過長時間的比較後，大多數的師傅比較願意使用塑膠製的操作棒。

最大的原因是衛生考量。因為塑膠製品沒有毛細孔，不太會藏污納垢，容易清洗。目前吳若石神父世界工作團隊，使用的工具是由吳神父協會的顧問，瑞士藉的馬丁先生所改良的塑膠製操作棒。

中國河北蘭順恆神父，是吳若石神父世界工作團隊中的一員。蘭神父在衡水景縣天主堂成立一個足療服務團體。這個團體提供非常精準的「吳若石神父足部反射健康法」服務，收費低廉嘉惠民眾。他們要求每一位接受服務的人，購買一支自己的操作棒，以後再接受足療時，使用自己的操作棒，既安全又衛生。這個創新的做法，很值得所有工作團隊學習和效法。

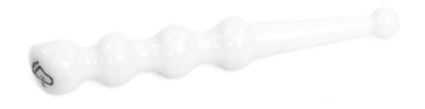

吳若石神父世界工作團隊，使用的工具是由吳神父協會的顧問，瑞士藉的馬丁先生所改良的塑膠製操作棒。

使用手套－ FJM 世界工作團隊積極建議的選項

老一輩接受足療服務的人，大多數認為施作足療服務不需要戴手套，許多操作者也覺得戴手套很麻煩；同時也想，既然要學習耶穌為門徒洗腳的精神，從腳服務眾人，那就不要戴手套，以展現誠意。而接受這個健康法服務的人，也認為師傅不戴手套時，以手直接按壓肌膚的感覺較好。

隨著現代人愈來愈重視清潔衛生，師傅不戴手套，一位接著一位地為客人服務，開始令人憂心清潔的問題。而操作者們面對一雙雙衛生習慣不同的腳，也開始擔心黴菌交叉感染的問題；在面對下一位客人時，可能有衛生方面的疑慮。吳神父的工作團隊在評估後，決定施作這個健康法時建議使用手套。選擇合手的橡膠手套，不會影響操作，也令被服務者放心，操作者本身也安心。

選擇合手的橡膠手套，不會影響操作，也令被服務者放心，操作者本身也安心。

使用油膏

為了保護被服務者的皮膚，並使足部按摩能順利進行，油膏的使用至關重要。油膏能有潤滑的作用，能保護皮膚表層，不致因摩擦而起水泡。市面上所售的各式潤滑液，大多能達到這個效果。選擇一款自己喜歡的潤膚液，一面接受這個健康法帶來的好處，一面保養自己足部的肌膚，倒也一舉兩得。不過要注意的是，潤膚液有脂溶性和水溶性兩種，脂溶性的潤滑效果較佳，比較適合作為足部反射健康法之用；而水溶性的因較易被皮膚吸收，潤滑效果較不理想。

使用油膏時，可將油膏分裝於小容器中，放在操作處旁；取用油膏時，可將油膏放在輔助手手背虎口處，以方便操作手隨時取用。

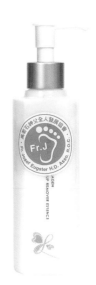

選擇一款自己喜歡的潤膚液，保養自己足部的肌膚，剛好一舉兩得。

4-2　操作要領：順序、力道、方向

　　吳若石神父足部反射健康法把腳部區分成腳趾部、腳內側部、腳背部、腳外側部，以及腳底部五大部分，依序施作可以避免遺漏。

反應區的施作順序

　　從腦部反應區大拇趾腹開始腳趾部，而後是腳內側，經過腳背，再到腳外側，最後是腳底。

腳趾部 ➡ 腳內側部 ➡ 腳背部 ➡ 腳外側部 ➡ 腳底部

茲將五大區域所包含的反應區概述如下：

腳趾部

① **腳趾腹**：腦部、頸部、眼、耳等反應區。
② **腳趾背**：鼻、上顎、下顎、牙齒、扁桃腺、頭夾肌、上身淋巴等反應區，以及經絡位於腳趾端的井穴和脾經刺激點。
③ **腳趾側**：血壓調整點、喉頭以及頸部淋巴反應區。

腳內側部

① **腳內側**：頸椎、胸椎、腰椎、薦椎、膀胱、尾骨等反應區。
② **跟骨、距骨、脛骨內側**：尿道、陰莖／陰道、子宮／攝護腺、內髖關節、內側坐骨神經、直腸、尾骨等反應區。

腳背部

① **中足骨**：胸乳部、肋骨、橫隔膜、氣管、食道、內耳迷路、肩胛骨、上身淋巴、胸管淋巴、腳背心臟等反應區。

② **楔狀骨**：腰痛點。

③ **內外踝骨間**：軀幹淋巴、腹部淋巴、骨盤淋巴、鼠蹊淋巴、輸精管／輸卵管。

腳外側部

① **腳外側**：肩關節、上肢、肘關節、膝關節、卵巢／睪丸、尾骨等反應區。

② **跟骨、距骨、腓骨外側**：外髖關節、薦椎痛點、外側坐骨神經、尾骨、小腹肌肉放鬆區等反應區。

腳底部

① **趾骨基節區**：斜方肌。

② **胸腔**（中足骨上半部）

左腳：肺、支氣管、心、橫隔膜等反應區。

右腳：肺、支氣管、橫隔膜等反應區。

③ **上腹腔**：（中足骨下半部）

左腳：賁門、胃（上半部）、十二指腸（後段）、胰臟體、脾、腎臟、腎上腺、腹腔神經叢、太陽神經叢等反應區。

右腳：胃（後半部）、幽門、十二指腸（前段）、胰臟頭、肝、膽、腎、腎上腺、腹腔神經叢、太陽神經叢等反應區。

④ **下腹腔**（楔狀骨、舟狀骨、立方骨）

左腳：輸尿管、橫行結腸、下行結腸、乙狀結腸、直腸、肛門、小腸、坐骨神經痛點等反應區。

右腳：輸尿管、上行結腸、橫行結腸、迴盲瓣、盲腸、肛門、

小腸、坐骨神經痛點等反應區。

⑤ **骨盤腔**：骨盤腔內組織、尾骨等反應區。

施作的力道

　　施作的力道會決定身體感覺的強度。每一個人對酸、麻、脹、痛等感覺的忍受度不一樣。因此，硬性規定這個健康法要用多少公斤的力度是沒有意義的，而要以被服務者能接受的範圍內為施作標準。因此，在施作的過程中，仔細觀察被服務者的肢體反應、臉部表情等，決定施作的力道。

施作的方向

　　為了完整不遺漏的操作這個健康法，必須有一定的操作方向規定，同時也有順應氣血流暢的考量。但若自己為自己施作這個健康法時，有些部位的施作方向，可能就不方便。例如坐骨神經反應區，為別人操作時，由下往上推很方便施作；而自己為自己施作時，反而由上往下推比較方便。

　　不管如何，在一個部位施作時，以一個方向施作為原則，也就是說，某些反應區，因為施作的方便，可以改變原有的施作方向，但絕對禁止在一個部位反覆來回施作。

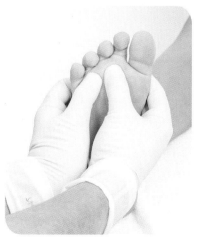

注意：以一個方向施作為原則，某些反應區，因施作方便，可改變原有的施作方向，但禁止在一個部位反覆來回施作。

71

4-3　手的操作手法

　　吳若石神父足部反射健康法的操作手法，完全是以施作者的健康為考量。回顧這個健康法的操作手法發展歷程，我們不得不承認以前我們犯了很多的錯。譬如，以前我們大量使用手指背的關節，做扣、壓等動作。後來我們發現，這樣的手法會傷害我們的眼睛、背部。我們必須關注所有使用這個健康法的人的健康，所以，我們袪除了一些會傷害施作者健康的手法，重新規範這個健康法的操作手法。

摳

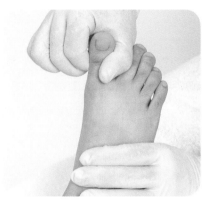

　　以拇指為支點，彎曲食指，以食指第一指關節內側處為施力點，由下往上做摳拉的動作。

夾拉

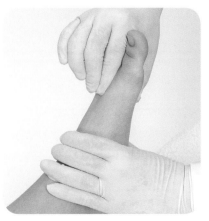

　　以拇、食指指腹為施力點，如圖所示做上下用力，向後拉回的動作。也可以視操作部位不同，將食指施力處改為食、中指同時施力，與拇指共同完成夾拉動作。

推

　　兩手拇指同時由下往上用力
壓推，施力點在拇指指腹前端。
若做為舒緩動作時，則以拇指指
腹為施力點。

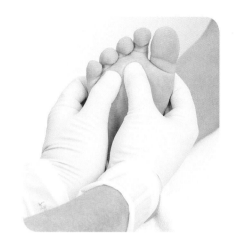

拇指橫拉

　　以拇指指腹前端為施力點，
做橫向拉動。拉動的方向與施作
者拇指骨骼縱軸方向相同。

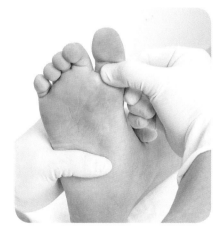

搓

　　兩手手掌相對立，置於腳掌
最寬處的兩側，向內施力壓住腳
掌兩側後，兩手平行前後搓動。

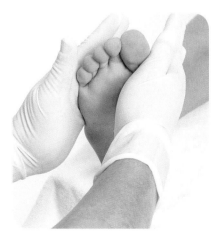

　　這個健康法發展的初期，是不使用工具的。但為保護施作者的手指，也為了更精準的操作這個健康法，我們開始謹慎挑選工具。目前，我們選擇這個操作棒做為這個健康法的操作工具。

　　市面上，可以找到兩種材質製作的操作棒。一種是木質的；一種是塑料製的。木製的操作棒質感溫潤，較能獲得國人的歡心；但木質本身表面的細孔，容易藏污納垢。塑料製的操作棒，感覺較冰冷沒有溫潤感；但因為沒有毛細孔，清洗容易。目前吳若石工作團隊的工作夥伴們，大多選擇後者做為操作工具。

滾法

　　一手持棒虛握，將棒頭置於要操作的地方，另一手拇指於在棒頭後方的棒頸處，向前施加壓力後，將棒頭推滾向上。操作時不使用潤滑油膏。

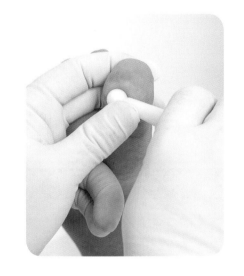

橫棒推法

先在將要操作的部位塗抹油膏，一手持橫棒實握，另一手四指扶助腳掌，拇指扶助棒頸，兩手協力將棒頭向上推或向下推。

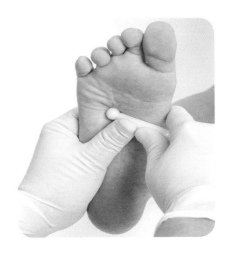

直棒扣拉法

先在將要操作的部位塗抹油膏，一手持直棒實握，將棒頭朝上。另一手四指扶助腳掌，拇指第二指節扶助棒身，兩手協力扣拉棒頭向下。

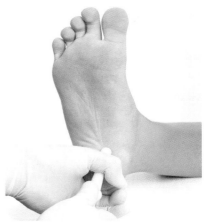

直棒提拉法

先在將要操作的部位塗抹油膏，操作手食、中指扣住棒身，拇指及無名指頂住棒身（類似書法的執筆法），棒身垂直棒頭朝下。輔助手四指扶助腳掌，拇指扶助棒身，兩手協力提拉棒頭向上。

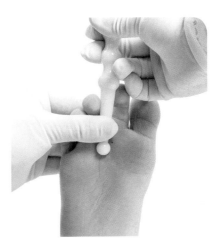

4-5 操作的時間與頻率

　　施作一次「吳若石神父足部反射健康法」的時間，約在三十至四十分鐘。並不是施作的時間愈久愈好，在歐洲大多三十分鐘完成，在台灣多數在四十分鐘內完成。

　　如果身體狀況不錯，接受這個健康法做為養生的方法，那麼一星期一次就足夠了；但如果身體有些狀況，那麼建議每星期二至三次為佳；若身體的問題嚴重，那可能要每天接受一次。接受這個健康法的頻率，最好由被服務者和師傅商量決定，師傅提出專業的看法，被服務者衡量本身的條件和需求，以訂出最好的施作頻率。

　　除非身體氣機極弱的人，建議長時期的每天施作；否則，即便是身體狀況嚴重者，都建議在連續施作一至二星期後，評估身體狀況，逐漸拉長每次施作的間隔，以喚起他的身體自我修復機制，逐漸回復到健康的狀態。

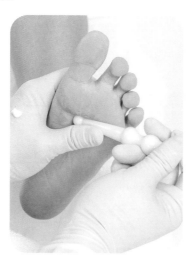

選作一次「吳若石神父足部反射健康法」的時間，約在三十至四十分鐘。並不是施作的時間愈久愈好，在歐洲大多三十分鐘完成，在台灣多數在四十分鐘內完成。

4-6　症狀的判別與注意事項

　　被服務者在接受足部健康法前，最好向施作者說明自己身體的狀況，好讓施作者做出最好的健康服務。有些人原本體質就比較弱而容易生病，或是長期的消化不良、營養不良等，導致身體長期的虛弱。對於這類的被服務者，不適宜用太強的刺激，而要用較大接觸面積、較輕、較慢的操作手法施作。另外，過敏體質、心理積鬱、長期生病，或縱慾過度導致腎元損耗者，都適合這種操作手法，切忌強刺激，以免病情惡化。

　　對於中暑、發燒、咳嗽、咳痰等狀況，身體因為近期的或外來病毒感染引發的不適狀況，可以在完整施作這個健康法之後，在相關的反應區，用較小接觸面積、較重、較快的操作手法再重點加強一遍，可以收到事半功倍的效果。此外，因體內積熱、水分排泄不利、血瘀，或身體長期發炎、免疫力失調等狀況，都適合這種操作手法。

　　吳神父協會的一位重要工作幹部，在一次到外地的服務工作中，不慎跌倒撞到尾骨而疼痛不堪，師傅們在十五分鐘後，為這位工作伙伴施作這個健康法，最後在他腰椎、薦椎、尾骨等反應區，用比較重的手法推散剛剛形成的反應物。這位工作幹部不僅完成了當天他的工作，至今也未曾聽說有任何因那次撞傷所引發的後遺症。

　　因此，正確的判斷被服務者身體狀況，以適當的操作手法施作是重要的課題。一般而言，實務工作中，大多數的人都要用比較大接觸面積、較輕、較慢的操作手法施作；對於需要比較強刺激手法的被服務者，一定要事前告知，以免突然的刺激，引發不舒服的感覺。

「吳若石神父
足部反射健康法」
整體操作順序

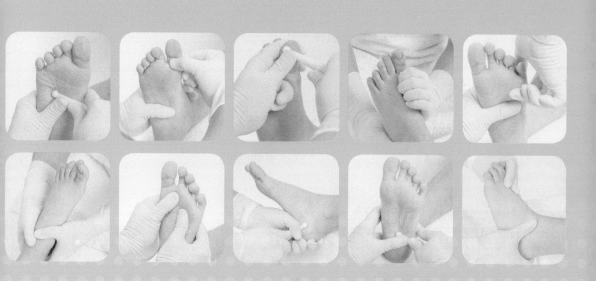

為了提供最完整而有效的服務，嚴謹的操作順序及手法是絕對必要的標準流程。「吳若石神父足部反射健康法」的整體操作順序如下：

①清潔衛生　②觀察　③溝通　④暖身放鬆
⑤不沾油施作　⑥沾油施作　⑦舒緩　⑧重點加強　⑨施作結束後的叮嚀

（清潔衛生）

　　在接受足部反射健康法施作前，被服務者應先洗腳，不僅符合衛生，也是對服務者的尊重。

　　施作者以 75% 濃度酒精噴灑被服務者膝蓋以下各部位，做必須的清潔衛生工作。而施作者也需使用一次性耐油手套，操作棒要經常清洗，並且以酒精消毒；按摩躺椅上的枕頭套、墊腳布，要經常換洗。

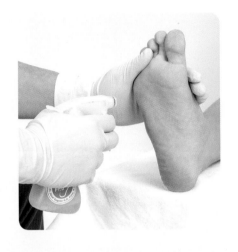

（觀察）

　　觀察被服務者膝蓋以下的足部，有無外傷、腫脹或其他異常的地方。腳部有外傷如：破皮、發炎等狀況，不適合施作這個健康法；腳踝扭傷腫脹，也不適合在該處施作（可以在手部施作對應療法），以免增加疼痛甚或惡化傷勢；另外，腳部的異常之處，例如：嚴重的靜脈曲張，若強行於該處施加壓力，有可能壓破靜脈，造成嚴重的皮下出血。

　　另外，一些具有傳染性的皮膚病，也是觀察的重點。有經驗的師傅可以從被服務者的腳上，經由詳細的觀察，約略看出被服務者的身體健康狀況。

（溝通）

將觀察的結果和被服
務者做清楚的說明，可以
避免許多不必要的誤會；
被服務者如果主動告知個
人身體特質，充分做到雙
向溝通才可以提升服務的
品質。

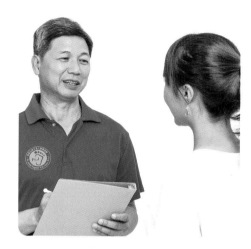

例如，曾有一位客人
有容易瘀青的體質，但沒
有事先告知，而師傅依對
待一般客人的方式施作，
結果隔天造成腳部多處瘀
青，這是沒有事前溝通的後果。

施作者在施作這個健康法之前，和被服務者溝通這個健康法
服務的範圍、內容、時間，及了解被服務者對身體健康上特別的
需求，可以為被服務者提供最好的足部健康服務。

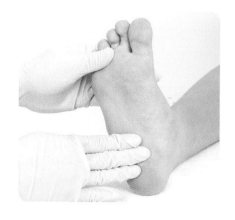

有經驗的師傅可以從被服務者的腳
上，經由詳細的觀察，約略看出被
服務者的身體健康狀況。

（暖身放鬆）

　　為使施作者與被服務者間能放鬆心情，習慣彼此手腳溫度，進而放鬆被服務者腳部，使足部反射健康法能順利進行，可採用以下方式進行放鬆：

‧ 腳掌搓 ‧

兩手手掌掌心相對置於對方腳掌兩側，兩手輕柔的前後搓動腳掌。
兩手前後搓動的速度不要太快，大約 2 至 3 次／秒即可。

step
1

step
2

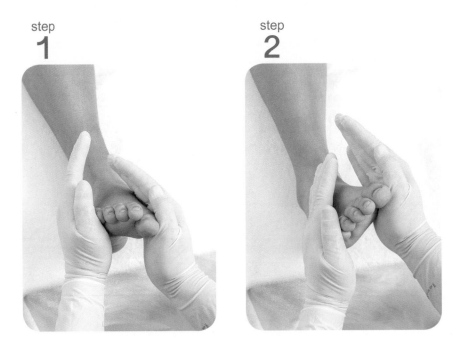

• 腳踝搓 •

兩手掌拇指下方肌肉區，分置於對方內、外踝骨上方；而後兩手小指下方肌肉區置於對方內、外踝骨下方，兩手前後搓動，兩個動作均能使對方腳掌呈左右搖擺狀。

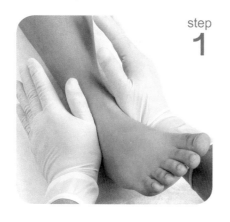

step 1

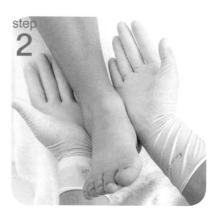

step 2

• 腳掌搖 •

一手置於腳跟處，另一手握住對方腳掌，以順時針方向緩慢環繞，再以逆時針方向緩慢環繞。

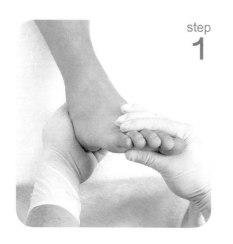

step 1

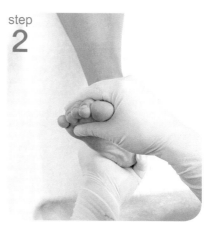

step 2

· 腳趾拉 ·

一手握住對方腳掌，另一手食指、拇指捏住對方腳趾，逐一緩緩搖動後，再向上拉引。將腳趾向上拉引時，不一定要聽到趾骨關節的拉扯的「喀」、「喀」聲。

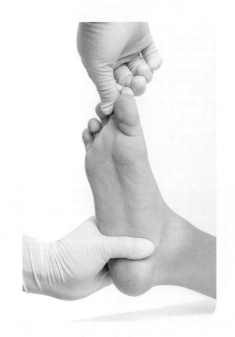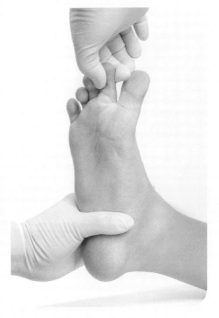

操做腳趾拉這個暖身放鬆動作時，拉腳趾的食指和拇指，不必做揉捏的動作。

暖身放鬆的必要性

　　暖身放鬆操作時間，一般在二至三分鐘間。有經驗的施作者，可以在暖身放鬆的過程中，從腳的柔軟程度判斷被服務者是否已放鬆。

　　若被服務者的腳始終僵硬、緊繃，那就需要延長暖身放鬆操作時間；當延長一倍操作時間後，腳部還不能放鬆，那就停下來，或許喝杯咖啡休息一下，等心理完全準備好接受這個健康法後，再從新開始。

　　在被服務者腳部沒有放鬆而且緊繃的狀況下，千萬不要施作這個健康法；如果被服務者完全不能放鬆腳部，那就不要施作這個健康法，以免腳部受傷。

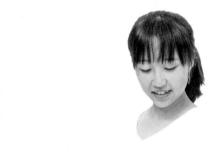

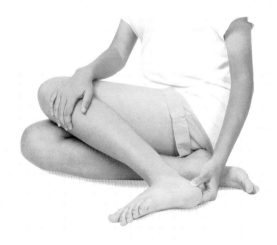

（不沾油施作）

　　這套足部反射健康法的完整操作方式，分為不沾油施作與沾油施作。腳上沒有油膏時，可以使用操作棒滾法。但滾法施作距離較短，需要較長距離的操作時，就要使用操作棒推法，這時就要使用油膏，以保護皮膚，免得摩擦過度導致紅腫甚至起水泡。

　　暖身之後，先執行不沾油施作，再執行沾油施作，先左腳後右腳，依序而行才不至遺漏。施作順序為：

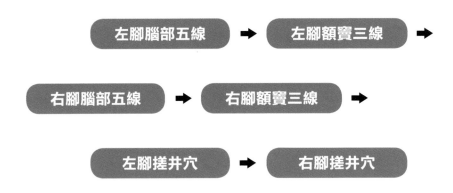

左腳腦部五線 ➡ 左腳額竇三線 ➡

右腳腦部五線 ➡ 右腳額竇三線 ➡

左腳搓井穴 ➡ 右腳搓井穴

　　左腦掌管語言、計算、理智，是理性之源；右腦掌管空間、形狀、音樂等，屬於感性的部分。我們的教育一向偏向左腦開發，若能真正運用右腦，可以使更多腦細胞活化、分泌更多腦內嗎啡，有止痛及使人快樂、保持年輕的效果。左腳大拇趾是右腦的反應區，所以我們從左腳開始操作。

・左腳腦部五線・

・適用症・

能刺激大腦、小腦、腦垂體、顳葉、額葉及舌頭的反應區。除了頭痛、頭暈、失眠、血壓、運動平衡等問題外,所有相關內分泌的問題都可以透過這個反應區來改善,包括:婦女更年期的不適、兒童發育的問題等。

・操作法・

將棒頭由拇趾末節關節上緣往上滾動到腳拇趾 3/4 處停止,由左至右依序動作。操作左腳第四、五線時,可依實際情況需要,將棒子從腳一、二指間穿過,以方便操作。

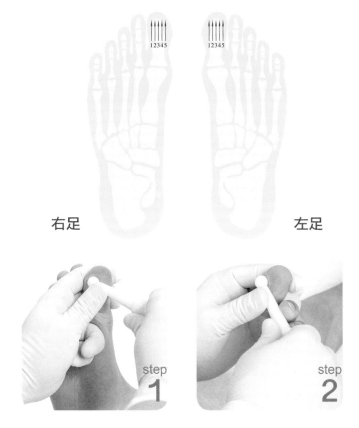

右足　　　　　　　　左足

step 1

step 2

第 5 章

「吳若石神父足部反射健康法」整體操作順序

· 左腳額竇三線 ·

有助於肌肉動作的協調、腦中風的復健、頭部不適、眼、耳、口、
鼻及鼻竇炎的症狀緩解。

· 操作法 ·

右手持直棒,將棒頭置於腦部五線滾動面積所餘的 1/4 內側,左手
拇指施力,右手穩住棒身,由左向右滾動,依序向上施作三線,以
能覆蓋所餘之 1/4 腳拇趾為準。

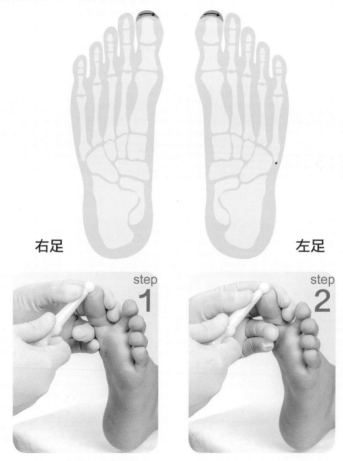

右足 左足

step 1
step 2

· 右腳腦部五線 ·

· 適用症 ·

同左腳腦部五線。

· 操作法 ·

動作要領同左腳腦部五線。
若左手無法握住腳掌時，可
將左手食、中指於右腳一、
二趾間，由前方穿過置於腳
拇趾背做為支撐。

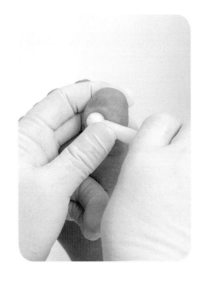

· 右腳額竇三線 ·

· 適用症 ·

同左腳額竇三線。

· 操作法 ·

動作要領同左腳額竇三線。

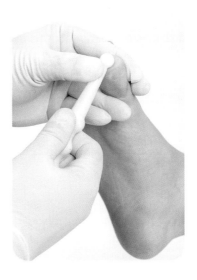

· 搓井穴 ·

是足部反射健康法中，使用中醫學中經絡學的操作動作。經由搓井穴，使氣充滿於經絡中，氣通了身體就不痛；反之，氣不通就會痛。腳部各經絡井穴位於二、三、四、五趾趾甲下緣向外側延伸 2 至 3 公釐處，腳拇趾趾甲下緣內、外兩側 2 至 3 公釐處都有井穴。

· 操作法 ·

足少陰腎經井穴位置一般位於足底前 1/3 中央處（湧泉），吳若石神父累積三十餘年實際經驗，認為腳第三趾趾甲下緣外側處，也有相關反應區。

井穴

- 大拇趾內側點（1）為：足太陰脾經井穴。
- 大拇趾外側點（2）為：足厥陰肝經井穴。
- 第二足趾外側點（3）為：足陽明胃經井穴。
- 第四足趾外側點（5）為：足少陽膽經井穴。
- 第五足趾外側點（6）為：足太陽膀胱經井穴。

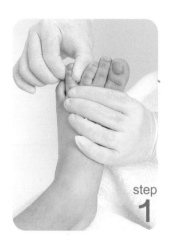
step
1

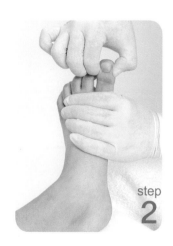
step
2

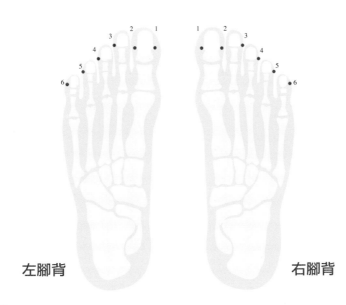

左腳背　　　　右腳背

井穴

・足少陰腎經井穴位置一般位於足底前 1/3 中央處（湧泉），吳若石神父累積三十餘年實際經驗，認為腳第三趾趾甲下緣外側處也有相關反應區。

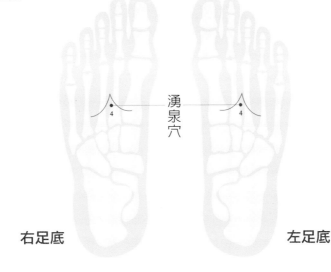

湧泉穴

右足底　　　　左足底

（沾油施作）

　　施作順序為：從左腳頸部反應區開始，完成所有腳趾部反應區，然後是腳內側部、腳背部、腳外側部及腳底部反應區。左腳完成後，從右腳頸部反應區開始依序施作。

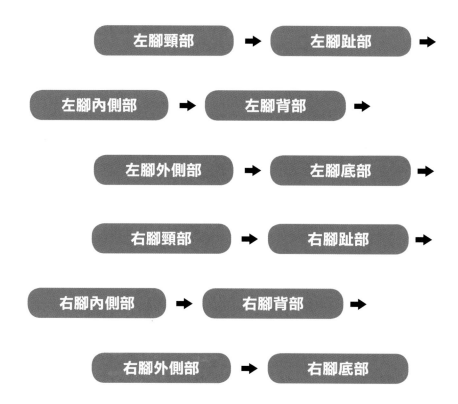

·頸部橫拉·

·適用症·

適用於頸部僵硬、疼痛及血壓問題的緩解。

·操作法·

手拇指腹前端由外側向內側橫拉。

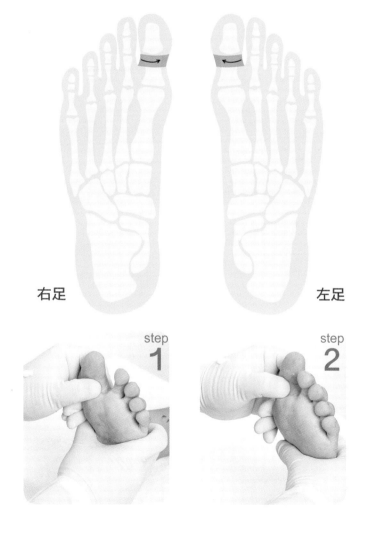

右足　　　　　　　　　　左足

step
1

step
2

· 眼耳橫拉 ·

· 適用症 ·

適用於眼睛、耳朵的不舒服、暈眩、耳鳴的問題,以及緩和視力、聽力的下降。

· 操作法 ·

以第三趾縫為中心,兩手拇指以剝橘子的方式,向兩旁橫拉二、三趾及四、五趾的眼、耳反應區之下半部。

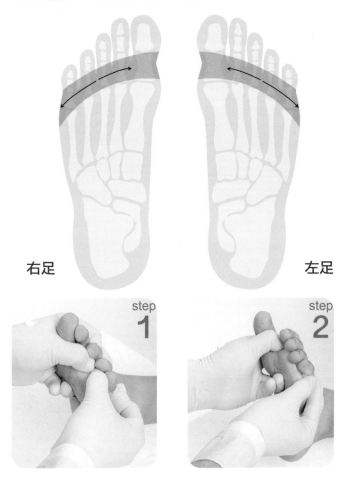

右足　　　　　　　　　　　　　　左足

96

·眼耳推法·

·適用症·

適用於眼睛、耳朵的不舒服、暈眩、耳鳴的問題，以及緩和視力、聽力的下降。

·操作法·

兩手拇指由二、四趾的趾根處向上推至腳趾尖；然後，再操作第三、五趾。

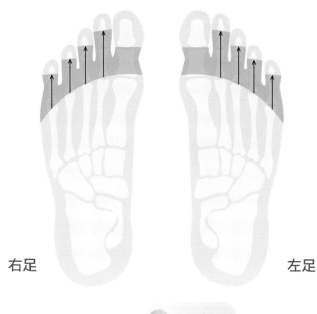

右足　　　　　　　　　　左足

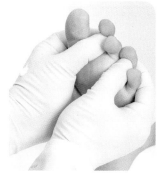

大拇指六線

· 適用症 ·

對於扁桃腺、頸部肌肉、喉頭、上下顎及牙齒的疼痛能有效緩解。
此外，對於氣管、三叉神經的不適，以及活化胸管淋巴、右淋巴幹，
是重要的處理區域。

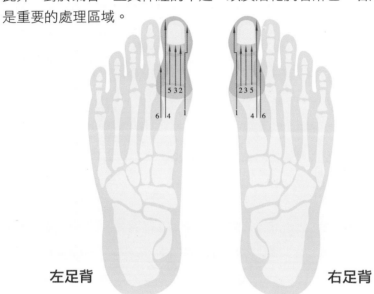

左足背　　　　　　　　　　　　　　右足背

· 操作法 ·

第一線

內側手食指末節指關節內側區為著力點，由脾經刺激點摳拉至鼻子
反應區。

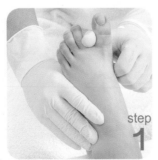 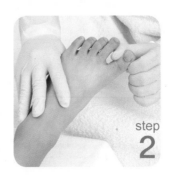

 注意：不要摳壓到腳拇趾側邊趾甲縫處。

第二線

操作法同第一線手法，摳拉第二線至腳趾甲下緣為止。

第三線

同上手法，摳在對方腳拇趾背中間處至腳趾甲下緣為止。

第四線：

內側手第二、三、四、五指腹前端握住對方第一中足骨向上滑摳，從腳拇趾外側依序摳離腳拇趾尖。

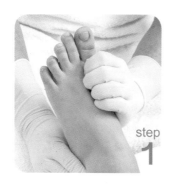

step 1

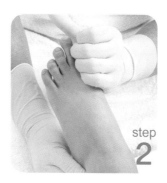

step 2

第五線

換手操作（外側手），食指彎曲，以末節指關節內側區為著力點，由下往上摳拉第五線至腳趾甲下緣為止。

第六線

以拇指及食指由下往上夾拉第一、二中足骨骨縫處，至喉頭反應區止。

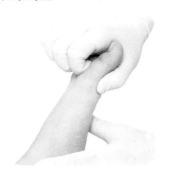

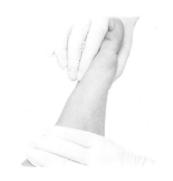

·三指夾拉·

施作的反應區包括胸乳部、上身淋巴及上下顎和牙齒。胸悶、乳房的各種病變，在此會有明顯的反應物現象。

拇指在下，食、中指在上，自胸乳部反應區到趾甲下緣，上下夾拉，兩手同時施作第二、四趾，同樣方式再施作第三、五趾。

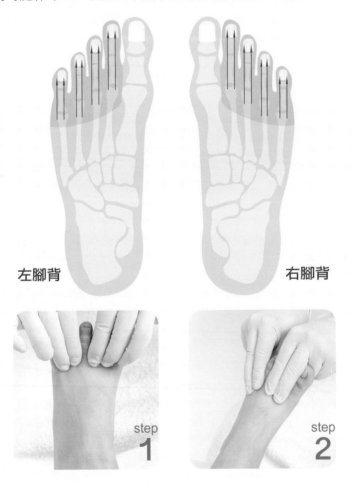

左腳背　　　　　　　　　　　　　右腳背

step 1　　　　　　　　step 2

・二指夾拉・

・適用症・

頸部淋巴

・操作法・

一手扶住對方腳掌，另一手拇、食指指腹，由趾根向上夾拉，依序
夾拉第五、四、三、二、一趾的左右兩側。

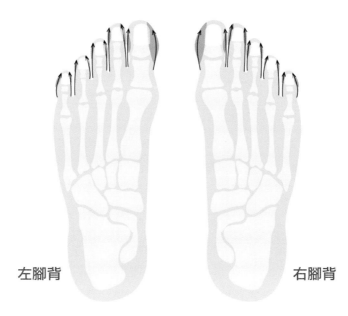

左腳背　　　　　　　　　　　　右腳背

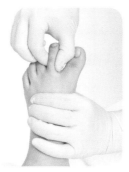

腳內側

　　這個區域主要是脊椎、排泄及生殖系統的反應區。近年來，智慧手機風行，造就了很多低頭族，我們很容易在頸椎反應區找到反應物；此外，姿勢不良、久坐少動，也會在腰椎、薦椎、尾骨的反應區發現反應物現象；而中老年常見的坐骨神經痛，也不難在相關反應區找到緩解疼痛的方法。男、女性功能及泌尿系統的困擾，很容易在內腳踝附近找到幫助。

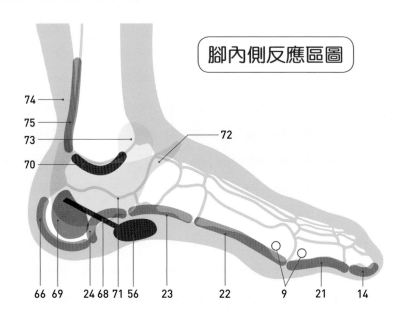

腳內側反應區圖

09. 脾經刺激點	68. 尿道、陰道、陰莖
14. 鼻	69. 子宮或攝護腺
21. 頸椎	70. 內髖關節
22. 胸椎	71. 內側骨盤淋巴
23. 腰椎	72. 鼠蹊淋巴
24. 薦椎	73. 腹部淋巴
56. 膀胱	74. 直腸、痔瘡
66. 內尾骨	75. 內側坐骨神經

·頸椎反應區·

·適用症·

適用於頭、頸部疼痛、落枕、肩痛、上臂痛,以及與五官相關的疼痛緩解。

·操作法·

以拇指當作支點,食指彎曲,以末節指關節內側區,摳拉腳拇趾基節骨旁邊及下緣處,分二線摳拉。

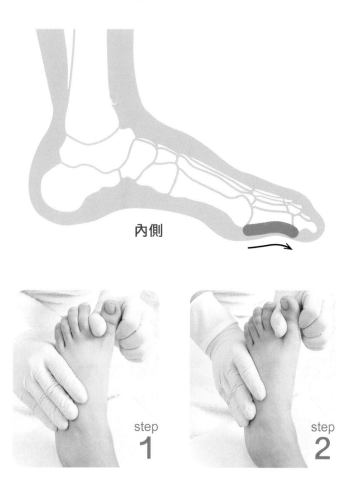

內側

step
1

step
2

·胸椎反應區·

胸椎椎體本身的病變如骨刺、不正等問題,以及肝、心、脾、肺、腎、胃等臟器的問題,都會在胸椎反應區呈現。

以拇指腹沿第一中足骨側,拇指尖側方向下用力,由遠心端推向近心端。

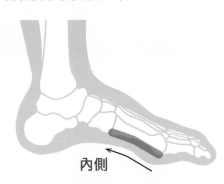

內側

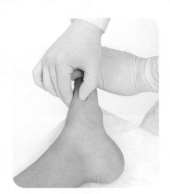

·腰椎反應區·

適用腰腿痛、背痛、消化、排泄、泌尿、生殖等相關問題。

接續胸椎反應區,沿楔狀骨和舟狀骨側推動,拇指尖側方向下方出力。

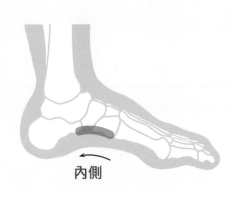

內側

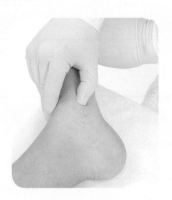

·薦椎反應區·

·適用症·

閃到腰，下腹部的疼痛，腸蠕動失常、頻尿、婦人病、男性性功能障礙、自律神經失調等。

·操作法·

右手持棒，左手拇指置於棒身，棒頭從舟狀骨下方凹陷開始，兩手協力沿跟骨骨縫至赤白肉際為止。

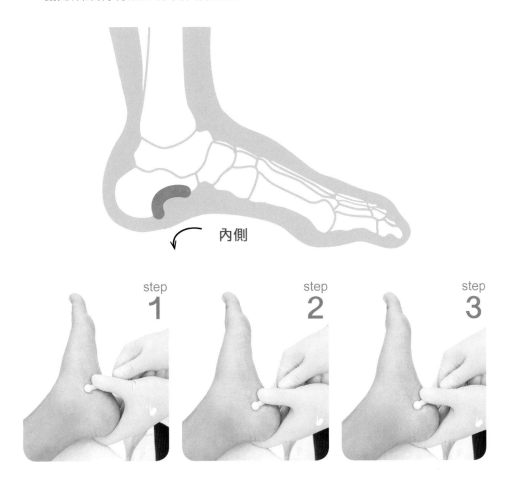

內側

step 1　step 2　step 3

· 內尾骨反應區 ·

· 適用症 ·

閃到腰，下腹部的疼痛，腸蠕動失常、頻尿、婦人病、男性性功能障礙、自律神經失調等。

· 操作法 ·

同上手勢，兩手協力將棒頭自薦椎反應區結束點起，沿赤白肉向下推棒至腳後跟。

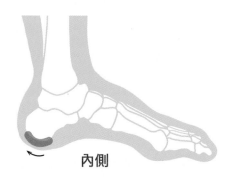

內側

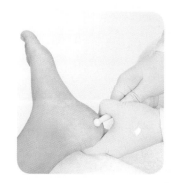

· 膀胱反應區 ·

· 適用症 ·

適用膀胱結石、膀胱炎、腎炎、以及泌尿系統問題。

· 操作法 ·

同上手勢，棒頭置於薦椎反應區下方鼓起部位，分三線由上往腳跟方向扣拉。

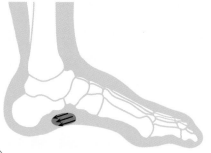

 注意：依腳形不同，每個人的反應區寬窄會有所不同，可分二至四線扣拉。

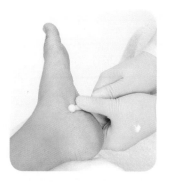

‧ 尿道 / 陰莖、陰道反應區 ‧

‧ 適用症 ‧

適用尿道感染、結石、陰道炎、性冷感、男性不舉等問題。

‧ 操作法 ‧

以拇指腹前端內側，由膀胱反應區外緣中央位置，順腳跟部斜紋，向後腳跟方向輕柔壓推。

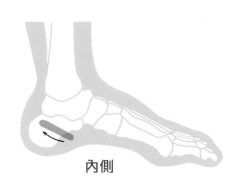

內側

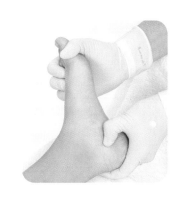

‧ 子宮 / 攝護腺反應區 ‧

‧ 適用症 ‧

適用男性攝護腺肥大、小便不順、頻尿；女性子宮肌瘤、子宮頸病變、子宮內膜異位。

‧ 操作法 ‧

同上手勢，拇指腹前端於尿道反應區下方之三角形區域中心點，逐漸向上輕柔壓推。

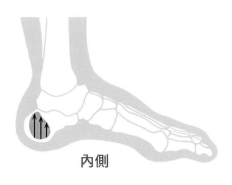

內側

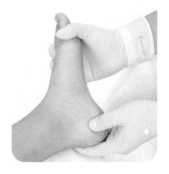

第 5 章 「吳若石神父足部反射健康法」整體操作順序

107

· 內尾椎反應區 ·

· 適用症 ·

閃到腰，下腹部的疼痛，腸蠕動失常、頻尿、婦人病、男性性功能障礙、自律神經失調等。

· 操作法 ·

以食指末節關節內側區置於阿基里斯腱末端處，向腳跟摳拉，先摳拉正後方，再摳拉內側。

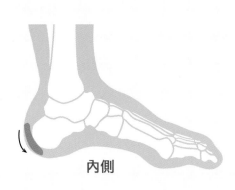

內側

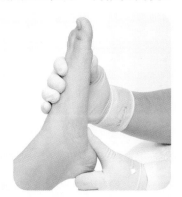

· 內側髖關節反應區 ·

· 適用症 ·

腰痛、臀部痛、髖關節痛等問題解決。

· 操作法 ·

以拇指腹於內踝骨下方，順踝骨下緣向後推壓。

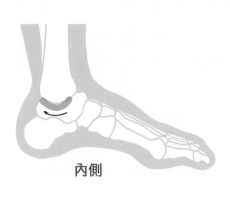

內側

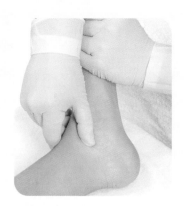

·內側坐骨神經反應區·

·適用症·
坐骨神經痛。

·操作法·
以拇指腹前端順著脛骨下緣向上推向膝蓋下方。

 注意： 施作者坐椅位置向內側方向移動較方便操作。

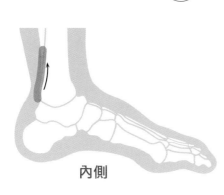

內側

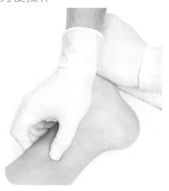

·直腸痔瘡反應區·

·適用症·
適用直腸癌、便祕、痔瘡。

·操作法·
拇指置於內側坐骨神經起點處與阿基里斯腱之間，順脛骨方向往上推約十公分。

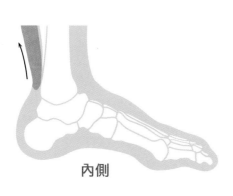

內側

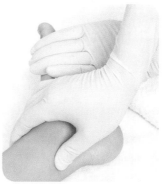

腳背部

除了氣管、胸乳部、肋骨及有關平衡感的內耳迷路外，其餘多是淋巴系統，包括：上身淋巴、胸管淋巴、腹部淋巴、軀幹淋巴及鼠蹊淋巴等，手法操作上以輕柔為主。鼠蹊淋巴反應區和輸精管、輸卵管的反應區重疊。

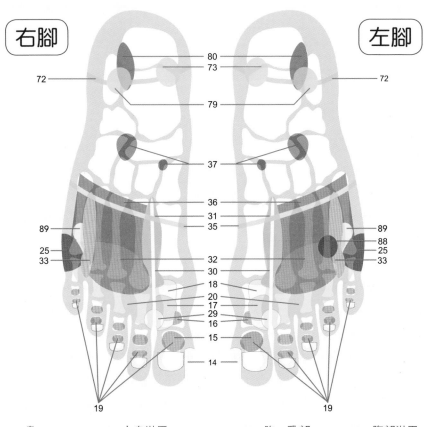

14.	鼻	20.	上身淋巴	32.	胸、乳部	73.	腹部淋巴
15.	上顎	25.	肩關節	33.	內耳迷路	79.	軀幹淋巴
16.	下顎	29.	聲帶、喉頭	35.	橫隔膜	80.	薦椎痛點
17.	扁桃腺	30.	氣管、食道	36.	肋骨	88.	腳背心臟
18.	頭夾肌	31.	胸管淋巴（左腳）	37.	腰痛點	89.	腋下淋巴
19.	牙齒		右淋巴幹（右腳）	72.	鼠蹊淋巴		

一、四趾縫拇指推法（氣管與內耳迷路）

·適用症·

適用氣管、支氣管炎、食道、聲道、胃食道逆流、咳嗽以及暈眩、暈車、肩胛骨痛等問題。

·操作法·

兩手拇指尖側分置於腳背第一、四趾縫處，由第一、四趾縫下緣推向中足骨近心端止。

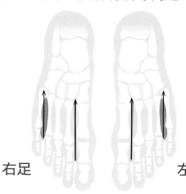

右足　　　　　　左足

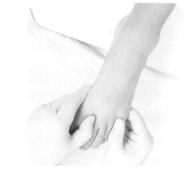

二、三趾縫拇指推法（胸乳部肋骨）

·適用症·

乳腺阻塞、發炎，乳腺纖維囊腫、隆乳後遺症，以及胸悶。

·操作法·

兩手拇指腹分置於腳背第二、三趾縫處，由中足骨遠心端推向近心端止。

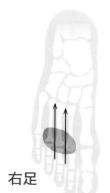
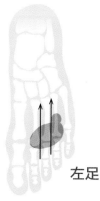

右足　　　　　　左足

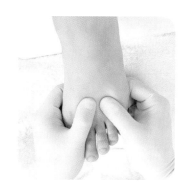

·腳背扇形推法·

活化上身淋巴、腋下淋巴、軀幹淋巴、腹部淋巴、胸乳部、橫隔膜
等反應區。身體淋巴的阻塞、病變等問題緩解。

· 操作法 ·

兩手拇指平行於腳背趾蹼線下緣，兩拇指以刷雨刷方式，呈扇形按
摩腳背至腳底內外兩側為止，分三次前進以完全覆蓋腳背部為原則。

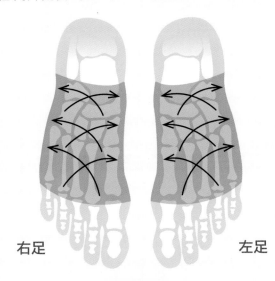

右足   左足

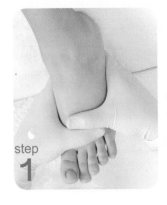 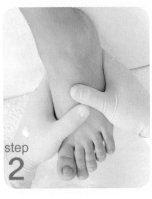 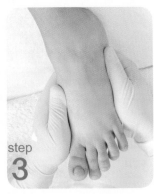

· 腳踝環繞推法 ·

· 適用症 ·

活化骨盤淋巴、軀幹淋巴、腹部淋巴及鼠蹊淋巴。

· 操作法 ·

兩手托起對方腳跟，兩手拇指內側緊貼腳踝兩側，兩手拇指內側順
著內、外踝骨周圍繞圓圈。

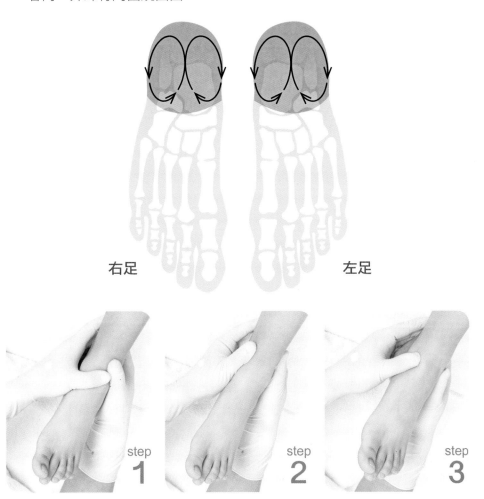

右足　　　　　　　　　　　　　　左足

step
1

step
2

step
3

「吳若石神父足部反射健康法」整體操作順序

· 雙手食指扣拉 / 夾拉法 ·

· 適用症 ·

活化鼠蹊淋巴，以及輸精管、輸卵管阻塞問題的處理。

· 操作法 ·

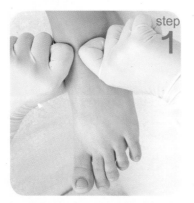
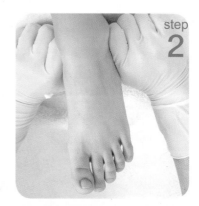

兩手食指第二指節內側由腳背與小腿接合處中央。向踝骨兩
側呈半月形摳拉至兩側踝骨下方。

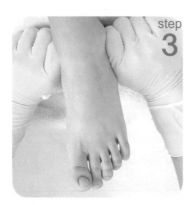
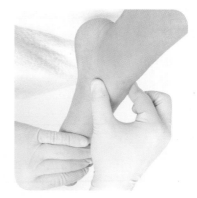

然後向腳底方向平拉至赤白
肉處止。

注意：對幼兒、腳背腫脹
者及痛覺敏感者，可用食、
拇指於該處由下往上夾拉。

·拇指順推法·

·適用症·

活化鼠蹊淋巴，以及輸精管、輸卵管阻塞問題的處理。

·操作法·

外側手拇指腹，由外踝骨下方，順骨縫推向內踝骨下方。

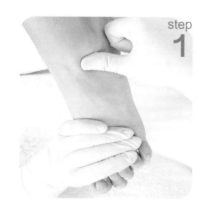

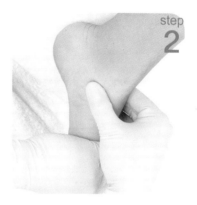

舒緩·

·操作法·

用外側手全手掌由腳趾部輕撫
至腳踝部上緣數次。

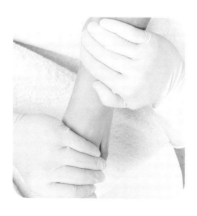

腳外側

　　主要反應身體外側部位，包括：肩、肘、膝、髖關節，以及尾骨、外側坐骨神經等反應區。有人手臂舉不高、站不久、走不遠，腳會酸、麻、膝蓋痛等，都會在這個區域發現反應物。卵巢、睪丸的功能不良，也會在這個區域呈現出來。

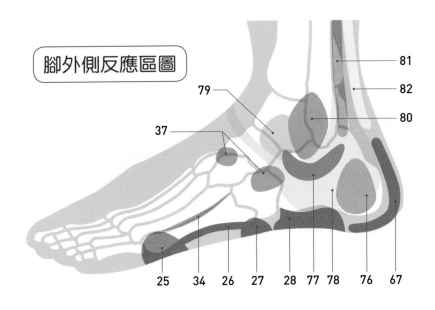

腳外側反應區圖

25. 肩關節	76. 卵巢或睪丸
26. 上肢	77. 外髖關節
27. 肘關節	78. 外側骨盤淋巴
28. 膝關節	79. 軀幹淋巴
34. 肩胛骨	80. 薦椎痛點
37. 腰痛點	81. 外側坐骨神經
67. 外尾骨	82. 小腹肌肉放鬆區

·肩關節反應區·

·適用症·

肩頸背的酸痛、五十肩、手臂無力。

·操作法·

手拇指在腳底為支點，食指彎曲，以末節指關節內側區，摳拉第五中足遠心端關節的腳背區及側面區，而後將拇指移置於腳背當支點，拉該關節的腳底區。

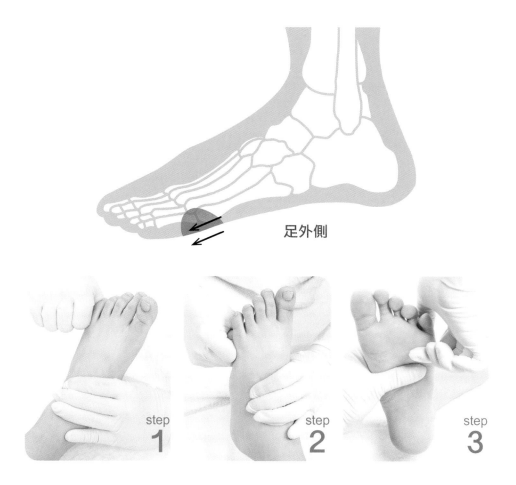

足外側

step 1

step 2

step 3

·肘關節反應區·

肘關節痛、網球肘。

· 操作法 ·

同上手法,摳拉第五中足骨近心端關節的腳背區、側面區及腳底區。

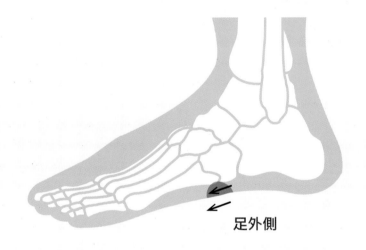

足外側

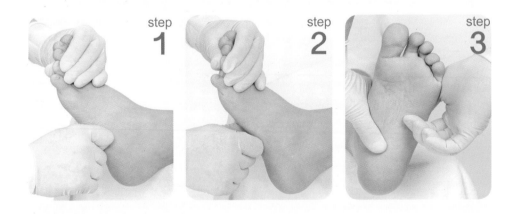

step 1　step 2　step 3

·膝關節反應區·

膝關節發炎、酸痛、腫脹。

·操作法·

右手持棒，左手拇指置於棒頸部，棒頭置於第五中足骨後下方ㄇ字形無骨區域，沿骨縫向跟骨方向推棒，至跟骨轉腳底方向收棒，棒頭所行區域內，依大小可由上往下，加拉一至二條平行線。

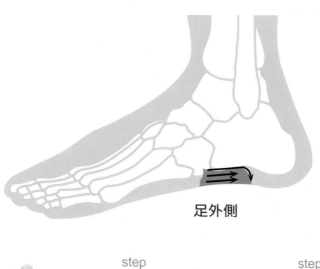

足外側

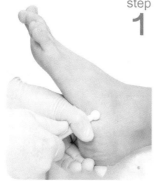

step
1

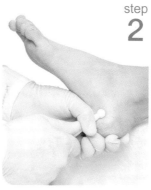

step
2

· 外尾骨反應區 ·

閃到腰，下腹部的疼痛，腸蠕
動失常、頻尿、婦人病、男性
性功能障礙、自律神經失調等。

同上手勢，棒頭沿腳跟外側赤
白肉區，由跟骨下緣推棒，至
腳後跟。

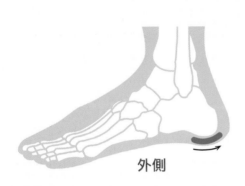

外側

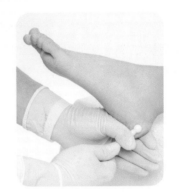

· 卵巢 / 睪丸反應區 ·

適用於不孕、卵巢炎、陰囊靜
脈曲張、隱睪及陰囊下墜。

用拇指腹以外側跟骨中央為中
心，直線向上壓推。

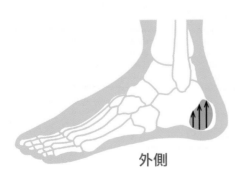

外側

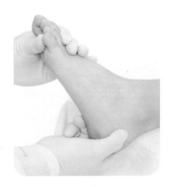

·外尾椎反應區·

> ·適用症·

閃到腰，下腹部的疼痛，腸蠕動失常、頻尿、婦人病、男性性功能障礙、自律神經失調等。

> ·操作法·

拇指按住腳底當做支點，彎曲食指末節關節內側區，置於阿基里斯腱末端處，向腳跟摳拉，先摳拉中間再摳拉外側。

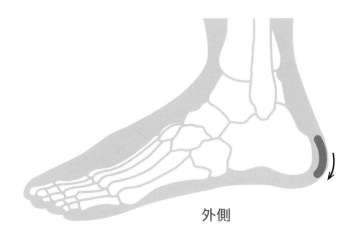

外側

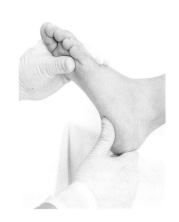

·薦椎痛點反應區·

·適用症·

生殖系統的問題，下腹部疼痛以及閃到腰、薦椎受傷等問題。

·操作法·

拇指指腹由外踝骨凸出之上半部，往前分三線向上斜推。

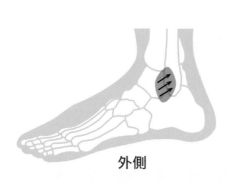

外側

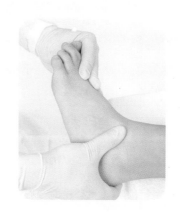

·外側髖關節反應區·

·適用症·

適用閃到腰後的反射痛、髖關節痛。

·操作法·

以拇指腹於外踝骨下緣，由內側向外側做弧形推壓。

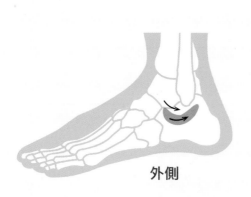

外側

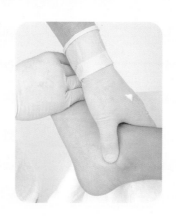

• 外側坐骨神經反應區 •

・適用症・

坐骨神經痛。

・操作法・

以拇指腹前端順著外踝骨下緣向上推向膝蓋外側下方。施作者坐椅位置向外側方向移動較方便操作。

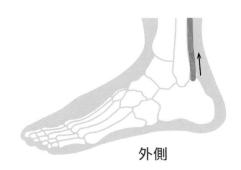

外側

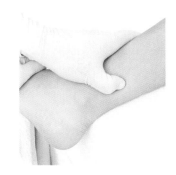

小腹肌肉放鬆反應區 •

・適用症・

適用女性經痛、小腹部位外傷的復原（含手術）、小腹肌肉群的鬆弛，以及減肥。

・操作法・

拇指置於外側坐骨神經反應區起點處與阿基里斯腱之間，順腓骨方向，以拇指腹前端往上推約十公分。

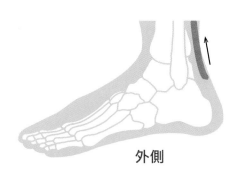

外側

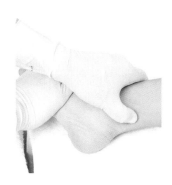

第5章 「吳若石神父足部反射健康法」整體操作順序

腳底

是身體內臟器官的反應區，也是甲狀腺、副甲狀腺、腎上腺等內分泌的反應區，同時也是腹腔神經叢、太陽神經叢的反應區。對於依靠本書學習這個健康法的讀者而言，連續操作手法是重要的學習關鍵。

因為，在操作過程中，一個推棒過程可能經過好幾個內臟反應區。因此，仔細的操作每一個動作，就可能推散反應物，達到養生保健的效果。如果要更精確的按壓單一臟器反應區，那需要更進一步的學習課程。

1. 大腦	24. 薦椎	46. 腎上腺	69. 子宮或攝護腺
2. 腦垂體	25. 肩關節	47. 脾	70. 內髁關節
3. 額竇	26. 上肢	48. 腹腔神經叢	71. 內側骨盤淋巴
4. 太陽穴	27. 肘關節	49. 胃（右）	72. 鼠蹊淋巴
5. 小腦	28. 膝關節	50. 幽門	73. 腹部淋巴
6. 頸部	29. 聲帶、喉頭	51. 胰臟頭（右）	74. 直腸、痔瘡
7. 血壓調整點	30. 氣管、食道	52. 十二指腸（右）	75. 內側坐骨神經
8. 副甲狀腺	31. 胸管淋巴（左腳）	53. 膽	76. 卵巢或睪丸
9. 脾經刺激點	右淋巴幹（右腳）	54. 肝	77. 外髁關節
10. 甲狀腺	32. 胸、乳部	55. 輸尿管	78. 外側骨盤淋巴
11. 額竇	33. 內耳迷路	56. 膀胱	79. 軀幹淋巴
12. 眼睛	34. 肩胛骨	57. 盲腸	80. 薦椎痛點
13. 耳朵	35. 橫隔膜	58. 迴盲瓣	81. 外側坐骨神經
14. 鼻	36. 肋骨	59. 上行結腸	82. 小腹肌肉放鬆區
15. 上顎	37. 腰痛點	60. 橫行結腸	83. 舌
16. 下顎	38. 斜方肌	61. 小腸	84. 太陽神經叢
17. 扁桃腺	39. 肺	62. 下行結腸	85. 支氣管
18. 頭夾肌	40. 心	63. 乙狀結腸	86. 內側坐骨神經痛點
19. 牙齒	41. 賁門	64. 肛門、直腸	87. 外側坐骨神經痛點
20. 上身淋巴	42. 胃（左）	65. 骨盤腔內器官	88. 腳背心臟
21. 頸椎	43. 胰臟（左）	66. 內尾骨	89. 腋下淋巴
22. 胸椎	44. 十二指腸（左）	67. 外尾骨	
23. 腰椎	45. 腎臟	68. 尿道、陰道、陰莖	

FJM 腳底反應區全圖

右腳
Right Foot

Fr. Josef's Method of Foot Reflexology

左腳
Left Foot

第 5 章 「吳若石神父足部反射健康法」整體操作順序

125

· 甲狀腺反應區（一）·

· 適用症 ·

適用甲狀腺機能亢進或不足、新陳代謝異常、肥胖、消瘦、失眠、
情緒不穩、心悸等問題。

· 操作法 ·

以食指末節指關節內側區為著力點，由下而上在第一中足骨與腳拇
趾基節關節區，摳拉三線。

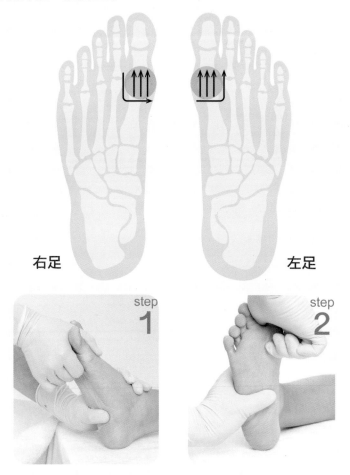

右足　　　　　　　　　　　　　　　左足

126

·甲狀腺反應區（二）·

·左腳·

右手持橫棒，由第一中足骨遠心端骨凸處內側下緣，橫拉至第一、二中足骨骨縫處為止，棒身轉向上方，右手改提棒與左手拇指協力往上推至第一趾縫。

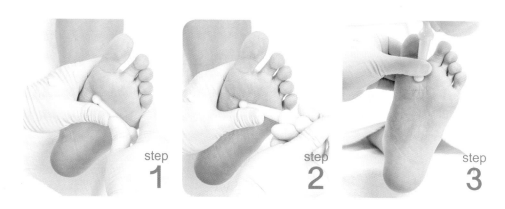

step
1

step
2

step
3

·右腳·

右手持直棒，由第一趾縫下，沿第一、二趾骨骨縫往下至第一中足骨遠心端骨凸處下緣，棒身轉向右方，沿骨凸下緣推離腳底。

step
1

step
2

step
3

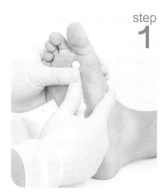
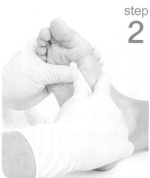
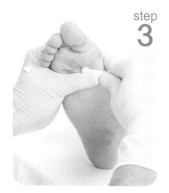

· 副甲狀腺反應區 ·

· 適用症 ·

適用於因副甲狀腺機能不足引起的失眠、抽筋、筋骨酸痛、手足麻痺、指甲脆弱、便祕、肌肉神經過度興奮所導致的喉及氣管痙攣；以及因副甲狀腺能亢進引起的四肢肌肉鬆弛、腎結石、白內障、病理性骨折等。

· 操作法 ·

右手持直棒，棒頭由第一趾縫由上往下扣拉至關節區。然後，改提棒將棒頭移至關節下方處，兩手協力將棒身向上提拉。

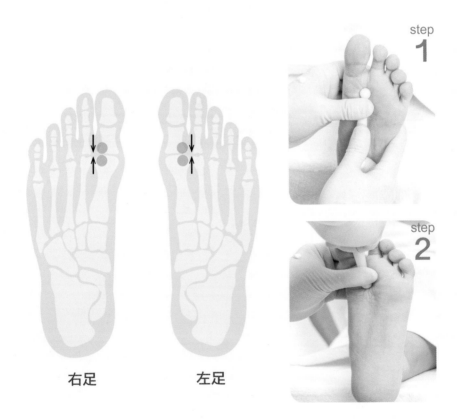

step
1

step
2

右足　　　　左足

·斜方肌反應區·

·適用症·

背部抽痛、僵硬或肩背酸痛的問題。

·操作法·

右手提棒，由趾骨與中足骨關節處沿骨縫向上提拉至趾縫止，由內而外依序操作四線。

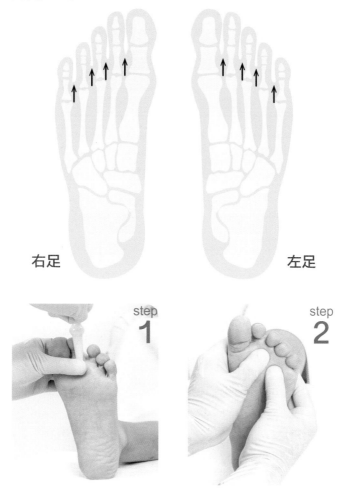

右足　　　　　　　　　　　　　左足

· 胸腔反應區 · （肺、支氣管反應區、心臟反應區）

· 適用症 ·

適用有關呼吸系統及循環系統的問題。

· 操作法 ·

(1) **肺反應區**：右手提棒由中足骨中間處，沿骨縫由下往上提拉至
趾骨與中足骨關節下緣止，由內而外沿骨縫依序操作四線。

(2) **心反應區**：提棒置第四中足骨二分之一處向上推棒至骨突處。

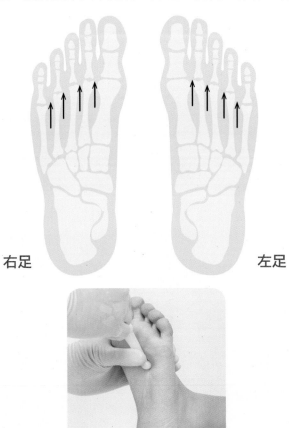

右足 　　　　　　　　　　　　 左足

· 上腹腔反應區 ·

· 適用症 ·

消化系統、自律神經系統、腎上腺分泌物不正常引發的各種症狀處理。

· 操作法 ·

右手持橫棒，自腳掌 1/2 處（腳趾不算）向上推棒至腳掌 1/4 處，由內而外分四線推棒。

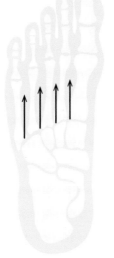
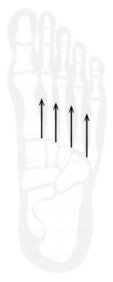

右腳

胃、胰、十二指腸、腎、腎上腺、腹腔神經叢、太陽神經叢、肝、膽反應區。

左腳

胃、胰、十二指腸、腎、腎上腺、腹腔神經叢、太陽神經叢、脾反應區。

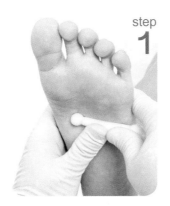

step 1

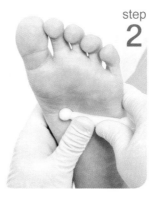

step 2

「吳若石神父足部反射健康法」整體操作順序

131

·下腹腔反應區·

·適用症·

適用消化及排泄系統與免疫系統相關的問題。

·操作法·

右手持橫棒，由腳底 1/2 處（腳趾不算）向下推棒至腳底足跟處止，
由內而外分四線推棒。

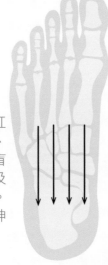
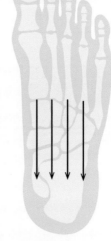

右腳

輸尿管、肛門、升結腸、橫結腸、盲腸、迴盲瓣及小腸反應區。內外側坐骨神經痛點。

左腳

輸尿管、肛門、橫結腸、降結腸、乙狀結腸、直腸及小腸反應區。內外側坐骨神經痛點。

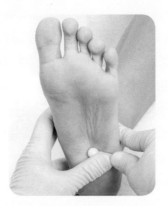

·骨盤腔反應區· （大小腸、膀胱、生殖器官的反應區）

·適用症·

適用於骨盤腔內瘀血、積水、發炎，或坐骨神經痛、氣血循環不良的問題。

·操作法·

右手持直棒，左手拇指扣於棒頸部，由上往下在腳底足跟部分，三線扣拉。骨盤腔反應區與尾骨反應區相交處，以棒頸部扣拉。

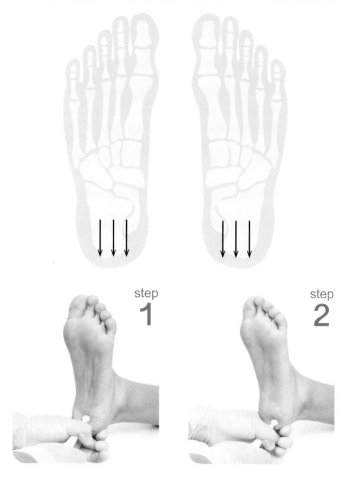

step 1

step 2

第 5 章 「吳若石神父足部反射健康法」整體操作順序

133

（舒緩）

　　當被服務者接受完上述的足部反射健康法後，血液循環會比施做之前快；身體各組織器官也處在積極調整運作的狀態中。這時候的身體狀況，相當於完成了一項中低強度的運動。在運動結束後的緩和動作是重要而必需的。舒緩動作正是足部反射健康法結束前，對身體的緩和動作，主要目的是順氣、緩和。

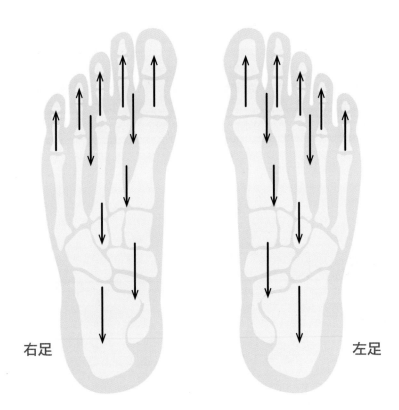

右足　　　　　　　　　　　　　　　　　　　　　左足

·拇指緩推·

兩手拇指從第一、三趾下斜方
肌反應區處開始,沿趾根兩拇
指交互輕柔向上推至趾尖;而
後第二、四趾,而後再第三、
五趾。

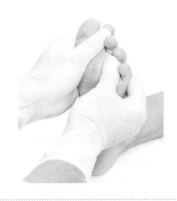

·足底舒緩·

兩手拇指從肺反應區沿第一、三趾縫,以一秒鐘左右交替操作一次
的頻率,向下輕摩。

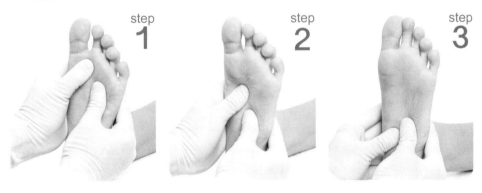

·順氣舒緩·

用全手掌由腳趾部輕撫至小腿
一半處,依中間、偏內側、再
偏外側施作有舒緩及順氣之效。

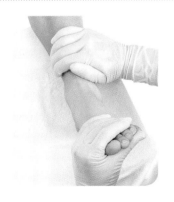

（重點加強）

　　每個人的身體狀況及健康需求不同，完成上述一到六項的基本施作後，再根據特別需要調理的器官組織，在相關的反應區，給予適當的重點加強。

　　所謂重點加強，通常依據反射學原理、陰陽平衡、五行相生相剋的道理，在相關的臟腑反應區再做加強，以滿足每一個人不同的健康需求。這其中的學理非常深奧，吳神父常說：「許多事我還不懂，我還需要學習。」說的就是這個部分。

　　除了學理依據外，施作者的經驗、判斷、手法的緩、急、輕、重，都可能影響重點加強的效果。適當的重點加強，有事半功倍的效果，可以使被服務者更容易獲得健康。

（施作結束後的叮嚀）

叮嚀多喝白開水

　　吳若石神父最常對到長濱天主堂參訪的客人說的一句話就是：「多喝水才會繼續美（台語）。」如果說「吳若石神父足部反射健康法」有什麼獨特的妙方，那就是「白開水」。人體含水量幾達 70%，各組織器官的運作、濡養，多餘物質的排出等，都需要水。所以，當身體接受足部反射健康法後，正進行身體重新調整，心律、代謝都會微微的提升，當然需要較多的水分供應。

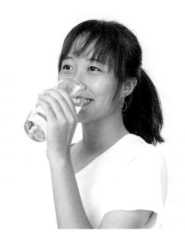

預先告知接受足部健康法後的各種可能反應

　　大多數的人接受足部健康法後，會比較好入眠，身體不舒服的地方獲得緩解；但也有人反而會特別興奮而睡不好覺；有些人不見得會狀況緩解；甚至有少數人會出現其他身體不適的現象。這些都是接受足部健康法後的可能現象。對於不能立即獲得足部健康法好處的人，只要有信心，持續再接受施作，通常在二、三次後會得到改善。

依個人狀況給予適當的建議與支持

　　要有良好的飲食習慣，正常的生活作息及身體正確的姿勢，再加上正向的心理狀態，注意環境中不利因素的可能危害，是身體保持健康的不二法門，施作者依足部反應所呈現的狀況，向受服務者提出適當的健康建議。

留下聯絡方式，方便後續的追蹤關懷和諮詢服務

　　施作者主動交付名片是負責也是禮貌，受服務者留下聯絡方式，能使往後的健康服務更順利和方便。

第 **6** 章

Q&A 常見問題

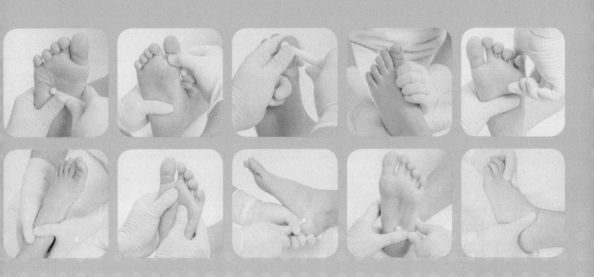

身體任何一個部位的不適、任何一個表現出來的症狀，可
能都是有些組織器官出了問題，或是彼此間的協調有了問
題。足部反射健康法，就是經由完整的操作順序，使身體
產生自體調整，漸漸的讓身體恢復正常。

是否照著書就可以學會吳若石神父足部反射健康法嗎？

 著書的目的，就是公開自己研究的心得或發現，讓關注這個領域的社會大眾能認識、了解，甚至能學會這個健康法。但無可諱言，如果有老師在旁指導，會學得更精準到位。這也就是為什麼有了武林祕笈，最好還有師父帶領的道理。

其實，如果你學習這個健康法的目的，是為了自己或家人的健康，那麼依書上操作的方法，對照圖片的說明自學，也能獲得一些養生保健的功效。這對於居住的地區，沒有提供這個健康法服務的人而言，是很理想的養生保健方式。如果你的居所附近有使用這個健康法的師傅，那麼一星期接受師傅一次服務，其他時間可以自己保養自己，那當然是既經濟又有效的養生方法。

 一定要喝很多水嗎？

在長濱天主堂的工作平台，只要吳神父在，他總會端杯水給被服務的客人，然後說一句台語的俏皮話：「多喝水才會繼續美」。如果說這個健康法有什麼藥方，那唯一的藥方就是溫的白開水。

但要喝多少水因人而異。一般人一天的喝水量（c.c.）約為體重（公斤）乘以 30。例如體重 60 公斤的人一天需水量約為 1800c.c.（60×30 ＝ 1800）。但心臟衰竭、嚴重循環問題、腎功能有問題的人反而不宜

喝太多水，以免身體受不了反受其害。

　　我們的身體每天會從食物、飲料中攝取需要的水分，但適時的補充白開水是重要而必需的。喝水的方式切忌大口牛飲，最好一口一口的慢慢喝。茶、咖啡等飲料具有利尿的作用，會導出身體更多的水分，所以不能將茶或咖啡代替代白開水。

Ｑ　多久施做一次比較合適呢？

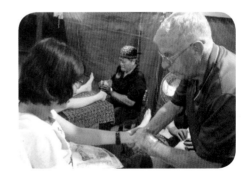

　　Ａ　每個人身體素質的差異、健康情況的不同、生活作息時間的安排、容不容易找到合格的師傅、甚至經濟條件的不同等，都會影響多久接受一次足部反射健康法的時間安排。

　　一般而言，身體出現狀況時，需要較密集的足療安排，可能每天一次持續數天；等狀況較好轉時，就逐漸拉長施作的間隔，或許一週二次或三次。這都需要個人和師傅討論後，才比較能確定。如果是養生保健，那一週施作一次，甚至二週施作一次都是可以的。

　　曾有一位經濟條件良好，身體保養得很好，又對這個健康法很有信心的女士，希望能每天接受這個健康法。吳若石神父告訴她，一個星期一到二次就夠了，有多餘的能力就多幫助窮人，經常助人為善，心理常保快樂，身體會更健康。

一次施作的時間是多久？

一般人接受合格師傅，施作一次完整的足部反射健康法在三十至四十分鐘之間。並不是愈久愈好。一次施作的時間應該是因人而異。愈是虛弱的人，接受這個健康法的時間，愈要仔細斟酌，以免施作時間太長累積過多刺激能量，而承受不住。

體力好承受力強的人，也不適宜接受太久的重手法強刺激，以免以後不敢再接受這個健康法。總之，施作的時間要依個人體質的差異、健康的狀況及實際的需要而定。

 為什麼我全身壞光光？

在接受這個健康法時，常有人會發現自己，這兒痛那兒也痛，而懷疑自己是不是全身都有毛病？其實人是一個整體，當一個器官功能出現問題，必然會影響其他器官的運作。

例如一個心臟反應區有問題的人，由於心和小腸互為陰陽，所以很容易在小腸反應區發現反應物；同時也經常在脾、胃反應找到反應物，這是因為心和脾胃是五行相生的關係。如此一來，感覺全身好像都有問題。其實只要好好接受幾次這個健康法後，這種現象會慢慢消除，身體也就回復健康了。

自己對自己施做時也要依一定的操作順序嗎？

 吳若石神父足部反射健康法的操作手法，都是針對為別人施作所設計。自己為自己施作，確實某些動作上不容易做到，那麼，就自己可以做到的部分，不拘束於操作的順序，對某些不容易施作的地方忽略跳過，是可以接受的做法。

不過，經驗告訴我們，自己對自己施作時，對有反應物的區域，特別敏感疼痛時，自己往往下不了手。所以，每隔一段時間，請師傅幫我們好好的整體施作一次，是重要而必需的。

 痛的地方就是那個器官生病了嗎？

 吳若石神父足部反射健康法的操作手法，都是針對為別人施作所按到反應區有痛的感覺，不見得就是該反應的器官生病了，有可能只是功能下降或不足。吳神父常說：「痛是好事啊！」痛是身體告訴我們身體狀況的一種訊號。

吳神父曾到監獄中傳授受刑人這個健康法，希望能幫助他們獲得謀生的技能。記得有一位受刑人，因為吳神父按他的腳，他都不感覺到痛而沾沾自喜。其實，他是一位因吸毒多次入監的受刑人，他的神經系統早因長期吸食毒品，而失去正常的功能。長期服藥或酗酒的人，也有這種痛覺遲鈍的現象。

固定一位師傅比較好嗎？

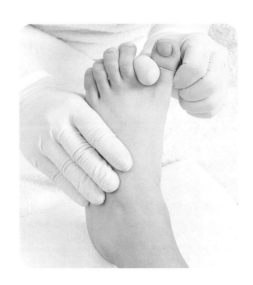

A 常給固定一位師傅施作足部反射健康法，因為習慣了他的手勢、力度、施作的速度等，而會不習慣另外的師傅。事實上，大多數的師傅在手法上或多或少都存在一些小盲點，所以，偶爾換個師傅是個不錯的做法，尤其是身體改善的進度出現停頓現象時。

 可以用乳液代替師傅的油膏嗎？

A 施作足部反射健康法時，使用油膏主要是為了潤滑的作用。以保養潤膚乳液代替師傅的油膏，既可享受這個健康法，又能保養腳部的肌膚，對愛美的女士而言，的確是個好主意。

　　不過，要注意的是，護膚乳液大多是水溶性，好讓皮膚吸收，因此對師傅的操作可能稍有影響，而且乳液的消耗量，會比平時自己保養時的用量要多很多。

Q 為什麼師傅説我那裏有反應物，雖然我會痛，但我很好啊？

A 刺激反應區中的反應物，會有癢、酸、麻、脹、痛等感覺，不是只有痛的感覺而已。在腳底的病理反應現象，反應身體組織器官可能有病變或是功能不足，如果對自己身體的敏感度不強的人，很可能感覺不到身體的變化；也有些人剛開始刺激反應物時不覺得痛，但多做幾次後痛覺會慢慢出現。

在現今緊張忙碌工作壓力大的生活環境中，有不少人會對自己身體發出的訊息採取忍耐、拖延或忽略的態度，久了自然就成了習慣，對自己身體的敏感度自然就不強了。但只要接受這個健康法，潛伏的一些狀況會逐漸浮現，當身體好轉就可感受到健康的喜樂。

Q 可以要求師傅不戴手套施作嗎？

A 吳若石神父足部反射健康法，基於衛生的觀點，會要求施作的師傅戴手套；而且要經常清洗操作棒，以及更換手套。師傅的手每天接觸不同人的腳，應該要好好保護，戴手套只是最基本的衛生要求。

許多有腳部皮膚病的人來接受這個健康法，如果師傅不會保護自己，很可能自己的手也會感染。所以說，師傅戴手套施作健康法，是保護自己，同時也是保護所有接受這個健康法的人。

Q 痛的時候可以叫出來嗎？還是得忍住比較好？

A 長濱天主堂的師傅工作平台，經常可以聽到的笑話是「痛可以叫，叫不用花錢」。這個健康法是一個自然療法，最符合人性、順應人性。雖然不強調痛，但是每個人對痛的感受是不一樣的。

對痛敏感的人，適時的用自己的方式表達出來，是一種發洩，也是療癒的過程。近來不少年輕朋友們一起暢遊東海岸，路過長濱天主堂，一起接受這個健康法，在相互調侃、取樂中，獲得了身體的健康，也增加旅行的趣味。

Q 什麼時間施做比較好？

A 中醫學認為子時（23 時到 1 時）、午時（11 時到 13 時）、氣血運行到腳底及頭頂，除非是急救，否則這段時間是不宜接受足部健康法。用餐後，為了讓胃腸好好消化食物，也不宜立即接受足部按摩。

除此之外，接受這個健康法的時間沒多大限制。值得分享的是，對一些特別敏感的人，選擇在睡一個好覺後的清晨，接受足部健康法，會有意想不到的效果。怕痛的人可試試。

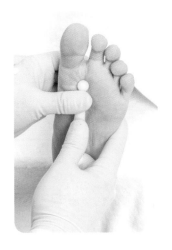

比較痛的地方就是比較嚴重的地方嗎？

　一個身體健康的人接受足部反射健康法，會有正常而輕微的疼痛反應；而當身體出現狀況時，會有特別敏感的癢、酸、麻、脹、痛反應。但久病的人、病情嚴重的人，反而不感覺痛；而一些無痛感或極痛的感覺，則是較嚴重的病理反應。這些都需要有經驗的師傅做整體的研判。

　　有些反應區應該有反應卻沒有反應、或出現不對的反應，表示身體的反射調節系統已損壞，這時應繼續接受足部按摩，以恢復該有的病理反應現象。腳部某些地方末梢神經分布較密，所以會特別敏感。某一反應區比較痛，可以說它在發出緊急警報，並不宜解釋為病情比較嚴重。

 選擇用足部健康法就可以把藥扔了嗎？

　心臟病、高血壓、糖尿病、控制腦波，以及服用超過一年以上，依此藥物控制病情的，都不宜立即停藥；最好一邊接受這個健康法，同時不停用藥物，等一段時間感覺身體狀況良好，再和自己的主治醫生討論，是否減少藥量，或停止用藥。

　　台灣洗腎患者的比率過高，與服用過多藥物有關，尤其是劣質偽藥為害更大。我們鼓勵大家多接受這個自然的健康法，充分和自己的醫生討論後，減少用藥，以減輕肝、腎的負擔。

這個健康法需要飲食配合嗎？

接受吳若石神父足部反射健康法，並不需要特別的飲食配合，也沒有飲食禁忌。飲食是身體能量的來源，營養均衡的飲食，是身體健康的必備條件。謹慎對待農藥、化肥、生長激素等對食物的影響，是現代人維持身體健康的重要課題。

 只有吳若石神父足部反射健康法有效嗎？

是吳若石神父將「足部反射健康法」傳進華人地區，許多人都跟吳神父學過這個健康法。在這三十多年的發展歷程中，當然會有因學習時間長短不一、見解不同，或是目的不同，而在台灣、大陸及所有華人地區，出現多種足部按摩方法。

所有足部按摩的方法，對身體的健康或多或少都有些幫助。但一直以來，吳若石神父和他的工作團隊，孜孜不倦的研究改進，希望「吳若石神父足部反射健康法」能成為最精準、有效而且保護施作者的一種健康法。

2015 年在英國雪菲爾市舉行的世界反射學年會（ICR）中，所有與會的各國專家學者，一致同意 2017 年世界大會在台灣台東舉行。這不僅是對吳若石神父個人肯定，更是對吳若石神父所研究改進的健康法的肯定。

這個健康法是中國固有的傳統民俗療法嗎？

A如果在吳若石神父足部反射健康法的講座，或研習班中問這個問題，在台灣會有近四成的回答是肯定的；大陸則會超過半數有相同的看法，認為這是中國固有的傳統民俗療法。如果進一步追問在那一本古籍上有提到足部按摩的方法？則多半沒有回音。如果再進一步追問，有誰的祖輩傳下來過類似的足部反射健康法？全場更是鴉雀無聲。

西元 1917 年美國醫生菲茲杰洛博士（Dr. W. Fitzgerald）與包威爾博士（Dr. Edwin F. Bowers）合著《區帶療法》一書，應該是足部按摩的第一本書。1979 年，吳若石神父家族遺傳性的疾病風濕性關節炎發作，同修會的薛宏道修士送了吳若石神父德文書寫的反射療法書（《GESUND IN DIE ZUKUNFT》意即「未來的健康」）。

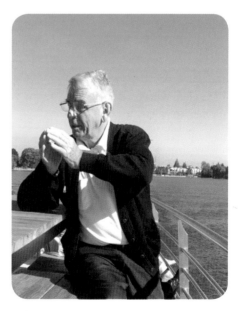

吳神父依書上記載施作在自己的腳上，病痛竟不藥而癒。從此，足部反射健康法在台灣刮起一陣旋風，從而風行整個華人世界。我們樂見吳若石神父畢其大半生研究的足部反射健康法，將來成為我國的傳統民俗療法，為國人的健康另闢一條康莊大道。

孕婦可以施作嗎？

2017 年 4 月在中國河北唐山，一個吳若石足部反射健康法初級研習班中，有二位分別懷孕六、七個月的孕婦報名參加學習。她們二人不但接受了這個健康法的施作，也學會了這個健康法。

如果有接受本健康法習慣的婦女，在懷孕期間可以接受這個健康法的施作；如果以前沒有接受過這健康法孕婦，想要接受這個健康法，那施作者要很小心，只能用輕手法操作，並在子宮反射區用特別輕柔的方式按壓，這個健康法能使孕婦保有更健康的身體，更能給胎兒健康的成長環境。

對於懷首胎的孕婦，以及有流產紀錄的孕婦，我們不建議在懷孕期間施作這個健康法。值得一提的是，對於即將臨盆的孕婦，用較重的手法刺激子宮反射區，可以幫助孕婦子宮收縮，有助於孕婦順產。

 嬰幼兒可以施作嗎？

嬰幼兒可以施作吳若石神父足部反射健康法，對於襁褓中的嬰幼兒施作時，要以指腹，輕柔的施作，時間以五到十五分鐘為原則，最好是父母學習這個健康法後，親自為自己的孩子施作為佳。可以在洗澡時、或洗澡後以遊戲的方式完成，讓孩子在玩耍中接受這個健康法。

2015 年 8 月台東成功有一位兩歲的幼兒，肌肉張力過高，不會走路、不會講話，母親選擇這個健康法做為就醫之外的輔助療法。一年半後，孩子能走路了，語言發展也漸趨正常。吳若石神父足部健康法的工作團隊，對於嬰幼兒施作這個健康法有豐富的經驗，尤其是嬰兒溢奶常可在短期內見效。

Q 什麼情況下不能施作？

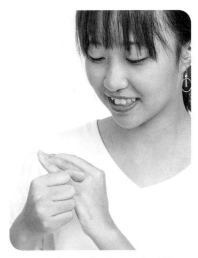

A 吳若石神父足部反射健康法，原則上沒有施作的限制。但某些情況下卻不宜施作，如處於狂喜、狂躁不安、暴怒、悲痛欲絕等極度情緒狀態中的人，應待其情緒狀態稍平穩後，才比較有可能接受施作。此外，一些緊急情況也應以積極性的維護生命為考量，不適宜只施作本健康法。如大出血時，需要的是立即止血送醫；任何原因引發的心臟停止跳動、停止呼吸，需要的是 CPR 心肺復甦術並緊急送醫；異物哽塞時，需要的是以哈姆立克法排除異物，以暢通呼吸道。

以上所述，都是生命受到立即的危害，需待情況解除後，才適合施作本健康法，維護自身的健康。另外，如果腳部有嚴重的外傷，或是皮膚病，也不適合在腳部施作本健康法，而應該在手部施作對應療法。

Q 施作之後有抽筋、腳麻情況是為什麼呢？

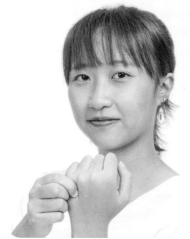

A 合格的師傅在施作這個健康法時，一般不容易出現抽筋、腳麻的情形；除非施作力度過大，或被服務者太緊張、亦或是本身血鈣不足。我們一直強調在可以放鬆的環境中，以被服務者可以接受的力度施作，如果被服務者容易有抽筋、腳麻的現象，那可以在副甲狀腺，以及肝的反射區多做一些加強。

在施作過程中，若出現腳被服務者抽筋的現象，可以請他舉起同側的手，狀況很快就會獲得緩解。

Q 施作之後足部疼痛沒有好，隔天是不是還可以再次施作嗎？

A 按壓反射區有反應物現象時，會有酸痛的感覺，其特性是「離手不痛」，也就是說按壓反應物時會痛，不按壓時就不痛。施作之後足部隔天還痛，應該要休息一陣子才好；而這種情形一般不是反應物現象，可能是肌肉或是筋膜受傷。建議要找合格的師傅施作真正的吳若石神父足部反射健康法。

腳扭傷也可以施作嗎？

　腳部扭傷時，扭傷的部位通常會腫脹，觸之即痛，這時候是不可以在患部施作這個健康法的；而應該使用「對應療法」，在同側的手上按壓和腳部扭傷部位相對應的地方，不僅可以緩解腳部扭傷部位的疼痛，還能縮短腳部扭傷部位的復原時程。

施作的力道怎麼拿捏？

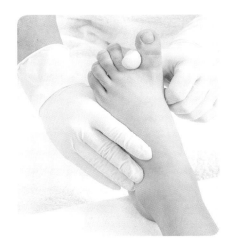

　這是初學這個健康法的學員最常問的問題。明確的回答用多少公斤力量施作，其實意義不大，因為，我們很難測量自己付出的力量。而敏銳的觀察被服務者反應，在其可以忍受的範圍內施作，是最標準的答案。因此，一個合格的師傅，不會低著頭看著腳工作；而是時不時的抬頭，觀察對方臉部細微的反應，而調整施作力度。當然，若被服務者能隨時提供感覺反饋，會使這個健康法施作得更順利而有效果。

對症重點加強法

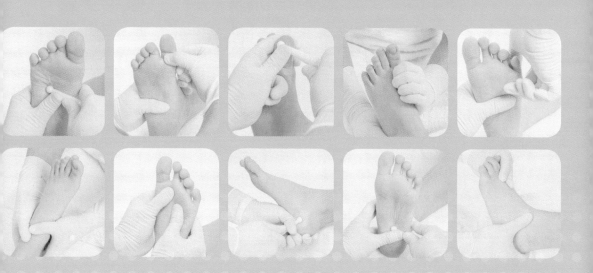

此部分蒐集了 91 項吳神父及其團隊多年來在整體施作後，
針對不同狀況在不同反應區，重點加強的實務工作經驗，
分享給足部反射健康法的愛好者。當然這不是最後的結
果，將來一定會有更多的發現來幫助大家的健康。

對症重點加強法

　　無論在海峽兩岸，或是在世界其他國家，總有人會問吳神父或他的團隊工作伙伴們：「我那裏不舒服，需要按那裏？」似乎是說只要按對了那一個特別的點，就會立即消滅了一個病症。現代社會追求簡單、速效的心態，常令吳神父和他的團隊工作伙伴們啼笑皆非。

　　對於這樣的問題，吳神父最常的回答是：「你要接受整體治療，你還要有耐心。」的確，吳若石神父足部反射健康法最珍貴之處就是「整體治療」。依據操作手法，從頭到尾施作一次之後，再針對個人的狀況，在需要的反應區重點加強，可以有效而且較快的幫助人得到健康。我們必需再一次強調，我們不是治病，而是治人。

　　人是一個整體，身體任何一個部位的不適，都可能影響其他的部位；任何一個表現出來的症狀，可能都是好些組織器官出了問題，或是彼此間的協調有了問題。我們的足部反射健康法，就是經由完整的操作順序，使身體產生自體調整，漸漸的讓身體恢復正常。

　　以下我們蒐集了 91 項吳神父及其團隊多年來在整體施作後，針對不同狀況在不同反應區，重點加強的實務工作經驗，分享給足部反射健康法的愛好者。當然這不是最後的結果，將來一定會有更多的發現來幫助大家的健康。

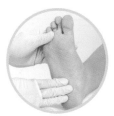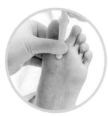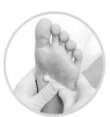

症　狀	對症重點加強的反應區
痤瘡、粉刺	消化系統、排泄系統、肝、膽、淋巴系統、脾臟、副甲狀腺。要改變飲食。
過敏	腎、輸尿管、膀胱、腎上腺、扁桃腺、胃(左)、胃(右)、上行結腸、橫行結腸、小腸、下行結腸、乙狀結腸、肛門/直腸、肝、膽。多喝水。
狹心病、心絞痛	腎上腺、腎、輸尿管、膀胱；整個消化系統：胃(左)、胰臟(左)、十二指腸(左)、胃(右)、幽門、胰臟頭(右)、十二指腸(右)、上行結腸、橫行結腸、下行結腸、乙狀結腸、肛門/直腸、心臟、小腸、腳背心臟反應區。
沒有胃口	胃、脾臟、甲狀腺。
關節炎	腎臟、輸尿管、膀胱、腎上腺，及與骨骼有關的部分，並注意飲食。
氣喘	腎、輸尿管、膀胱、副甲狀腺、肺、上行結腸、橫行結腸、下行結腸、乙狀結腸、肛門/直腸、扁桃腺、上身淋巴、胸管淋巴、支氣管。改變飲食、多喝水。
呼吸困難	肺、鼻、上行結腸、橫行結腸、下行結腸、乙狀結腸、肛門/直腸、心、整個頭部、甲狀腺、副甲狀腺。多喝水。
眼睛問題	肝、膽、眼睛、整個頭部、太陽穴、腎、輸尿管、膀胱。
長骨刺的問題	腎、輸尿管、膀胱、頸椎、胸椎、腰椎、薦椎、內尾骨、整個消化系統、肝、膽，以及甲狀腺和副甲狀腺。
肚子痛	整個消化系統、脾臟。改變飲食習慣，不要太辣、太油、太鹹。
尿床	腎、輸尿管、膀胱；以及適時的心理輔導。

症　狀	對症重點加強的反應區
膀胱發炎	腎、輸尿管、膀胱、內側骨盤淋巴、鼠蹊淋巴、腹部淋巴、外側骨盤淋巴、脾。
貧血	全部的消化系統：賁門、胃（左）、胰臟（左）、十二指腸（左）、胃（右）、胰臟頭（右）、十二指腸（右）、上行結腸、橫行結腸、小腸、下行結腸、乙狀結腸、脾臟、肝、膽。
高血壓	腎、輸尿管、膀胱、心、大腦、腦垂體、額竇、太陽穴、小腦、頸部、血壓調整點。
低血壓	腎、輸尿管、膀胱、脾、內耳迷路、大腦、腦垂體、額竇、太陽穴、小腦、頸部、血壓調整點。
支氣管炎	肺、支氣管、扁桃腺、上身淋巴、胸管淋巴、腎、輸尿管、膀胱、上行結腸、橫行結腸、下行結腸、乙狀結腸、脾。
乳癌	扁桃腺、胸乳部、上身淋巴、胸管淋巴、腋下淋巴、喉頭、腦垂體、甲狀腺、內側骨盤淋巴、鼠蹊淋巴、腹部淋巴、軀幹淋巴、腎、肺、脾；以及全部的消化系統。
缺少鈣質	副甲狀腺。
糖尿病	胃（左）、胃（右）、胰臟（左）、胰臟頭（右）、十二指腸（左）、十二指腸（右）、脾。注意飲食，以及運動。
拉肚子	整個消化系統、胸管淋巴、內側骨盤淋巴、鼠蹊淋巴、腹部淋巴、外側骨盤淋巴、太陽神經叢、脾。
輸尿管發炎	卵巢／睪丸、腦垂體、甲狀腺、腎上腺、鼠蹊淋巴、內側骨盤淋巴、腹部淋巴、外側骨盤淋巴、脾。
卵巢的問題	卵巢／睪丸、內側骨盤淋巴、鼠蹊淋巴、腹部淋巴、外側骨盤淋巴、甲狀腺、副甲狀腺、脾。

症　狀	對症重點加強的反應區
皮膚癢	消化系統全部，發癢部位的反射區，腎、腎上腺、腹腔神經叢、脾、肝。改變飲食。
癲癇	整個頭部、內耳迷路、甲狀腺、心。
發燒	扁桃腺、上身淋巴、胸管淋巴、內側骨盤淋巴、鼠蹊淋巴、腹部淋巴、外側骨盤淋巴、軀幹淋巴、腎、輸尿管、膀胱、脾。多喝水。
減肥	甲狀腺、腦垂體。控制飲食量、運動。多喝水。
性冷感	腦垂體、甲狀腺、腎上腺、卵巢／睪丸、子宮／攝護腺。
膽結石	十二指腸（左）、十二指腸（右）、膽、肝、內側骨盤淋巴、鼠蹊淋巴、腹部淋巴、外側骨盤淋巴、軀幹淋巴。調整飲食。
子宮發炎	腦垂體、子宮／攝護腺、卵巢／睪丸、內側骨盤淋巴、鼠蹊淋巴、腹部淋巴、外側骨盤淋巴、軀幹淋巴、脾、腎上腺、腎。
聽力不良	耳朵、大腦、腦垂體、額竇、太陽穴、小腦、內耳迷路、腎、輸尿管、膀胱。
黃疸	十二指腸（左）、十二指腸（右）、肝、膽、脾。改變飲食，少油膩。
關節痛	按痛處的反射區，腎、輸尿管、膀胱、腎上腺、副甲狀腺、內側骨盤淋巴、鼠蹊淋巴、腹部淋巴、外側骨盤淋巴、外髖關節、脾。多喝水。
痛風	腎、輸尿管、膀胱、腎上腺、 按痛處的反射區。

症　狀	對症重點加強的反應區
白內障、青光眼	肝、膽、眼睛、腎、輸尿管、膀胱、大腦、腦垂體、額竇、太陽穴、小腦、腎。
感冒	扁桃腺、上身淋巴、喉頭、胸管淋巴、腋下淋巴、脾、鼻、額竇、腎、輸尿管、膀胱、扁桃腺、支氣管。
帶狀疱疹	腎、輸尿管、膀胱、腎上腺、副甲狀腺、脾。改變飲食。
喉頭痛	扁桃腺、喉頭、氣管、上身淋巴、胸管淋巴、腋下淋巴、脾。
痔瘡	乙狀結腸、肛門／直腸、腎上腺、腎、輸尿管、膀胱。多喝水。
皮膚的問題	腎、輸尿管、膀胱、肝、腎上腺、副甲狀腺、全部的消化系統及脾、肺。改變飲食、多喝水。
腰痛	胸椎、腰椎、薦椎、內髖關節、外髖關節、內尾骨、外尾骨、輸尿管、膀胱、肝、膽、內外坐骨神經痛點。
腦膜炎	大腦、腦垂體、額竇、太陽穴、小腦、上身淋巴、胸管淋巴、內側骨盤淋巴、鼠蹊淋巴、腹部淋巴、腎、腎上腺、心、脾。
髖關節痛	內髖關節、外髖關節、薦椎、腎、肩關節。
咳嗽	肺、鼻、脾經刺激點、喉頭、上身淋巴、甲狀腺、副甲狀腺、腎上腺。
不孕症	大腦、腦垂體、額竇、甲狀腺、腎上腺、卵巢／睪丸、子宮／攝護腺。

症　狀	對症重點加強的反應區
發炎	腎、輸尿管、膀胱、副甲狀腺、上身淋巴、胸管淋巴、內側骨盤淋巴、鼠蹊淋巴、腹部淋巴、外側骨盤淋巴、軀幹淋巴、脾。
坐骨神經痛	腎、輸尿管、膀胱、副甲狀腺、頸椎、胸椎、腰椎、薦椎、內尾骨、外尾骨、內側坐骨神經、外側坐骨神經、內外坐骨神經痛點。
膝關節受傷	膝關節、直接按壓肘關節，腎、輸尿管、膀胱、腎上腺。
頭痛	用整體治療的方式找出造成頭痛的原因。大腦、腦垂體、額竇、太陽穴、小腦。
癌症	脾、上身淋巴、胸管淋巴、腋下淋巴、內側骨盤淋巴、鼠蹊淋巴、腹部淋巴、外側骨盤淋巴、軀幹淋巴、腎、輸尿管、膀胱。改變飲食多喝水。
血液循環障礙	心、十二指腸（左）、十二指腸（右）、小腸、腎上腺、副甲狀腺、腦垂體、腎、輸尿管、膀胱。
近視	副甲狀腺、腎、輸尿管、膀胱、肝、膽。
中風	大腦、腦垂體、額竇、太陽穴、小腦、腎上腺、脾、頸椎、胸椎、腰椎、薦椎、內尾骨、肩關節、膝關節、內側坐骨神經、外側坐骨神經。
肝病	肝、膽、脾、整個淋巴系統。注意飲食。
血癌	全部的淋巴系統，頸椎、胸椎、腰椎、薦椎、賁門、胃（左）、胰臟（左）、十二指腸（左）、胃（右）、幽門、胰臟頭（右）、十二指腸（右）、迴盲瓣、上行結腸、橫行結腸、小腸、下行結腸、乙狀結腸、肛門/直腸、腦垂體、腎上腺、腎、輸尿管、膀胱。

症　狀	對症重點加強的反應區
肺癌	肺、上行結腸、橫行結腸、下行結腸、乙狀結腸、肛門 /直腸、腎上腺、副甲狀腺、脾經刺激點、扁桃腺、上身淋巴、胸管淋巴、腋下淋巴、脾。
食物中毒	胃（左）、胃（右）、十二指腸（左）、十二指腸（右）、肝、胸管淋巴、腋下淋巴、腹部淋巴。
厭食症	腦垂體、甲狀腺、膽、整個消化系統、脾、肝。
經痛	腦垂體、腎上腺、卵巢 / 睪丸、子宮 / 攝護腺、小腹肌肉放鬆區、薦椎、內尾骨。多運動。
偏頭痛	太陽穴、內耳迷路、胃（左）、胃（右）、副甲狀腺、膽。找出造成偏頭痛的原因，例如頸部、消化的問題、或是睡眠不正常等。
中耳炎	耳朵、腎、輸尿管、膀胱、腎上腺、副甲狀腺、全部的頭、脾經刺激點、扁桃腺、上身淋巴、胸管淋巴、腋下淋巴、脾。
疲倦	腎、輸尿管、膀胱、整個消化系統、腦垂體、副甲狀腺、甲狀腺。多喝水及正常的睡眠。
硬化症	腎、輸尿管、膀胱、胃（左）、胰臟（左）、十二指腸（左）、胃（右）、胰臟頭（右）、十二指腸（右）、小腸、上行結腸、橫行結腸、下行結腸、肩胛骨、大腦、腦垂體、額竇、太陽穴、小腦、頸椎、胸椎、腰椎、薦椎、腎上腺、副甲狀腺。不容易治療。
口臭	氣管、胃（左）、胃（右）、上顎、下顎、扁桃腺、改變飲食。

症　狀	對症重點加強的反應區
肌肉萎縮	腦垂體、甲狀腺、腎上腺、輸尿管、膀胱、副甲狀腺、胃（左）、十二指腸（左）、胃（右）、十二指腸（右）、橫行結腸、小腸、下行結腸、乙狀結腸、肛門／直腸、上行結腸。要特別注意身體受傷部位的反射區，同時要加強肌肉運動，也要改變飲食、多喝水。
長瘤	腦垂體、腎上腺、腎、輸尿管、膀胱、內側骨盤淋巴、腹部淋巴、外側骨盤淋巴、軀幹淋巴、鼠蹊淋巴、脾。並加強長瘤部位的反射區。
頸部疼痛	頸部、頸椎、內尾骨、外尾骨、腎、輸尿管、膀胱、副甲狀腺。
鼻腔發炎	額竇、胃（左）、扁桃腺、鼻、副甲狀腺、上身淋巴、胸管淋巴、腋下淋巴。
神經痛	頸椎、胸椎、腰椎、薦椎、腎、輸尿管、膀胱、副甲狀腺。多喝水。
腎結石	胃（左）、胰臟（左）、十二指腸（左）、胃（右）、幽門、胰臟頭（右）、十二指腸（右）、上行結腸、橫行結腸、下行結腸、乙狀結腸、肛門／直腸、副甲狀腺。多喝水，水中加一點健康醋（如蘋果醋），可幫助解決結石問題。
腎功能不佳	腎、輸尿管、膀胱、腎上腺、脾、內側骨盤淋巴、鼠蹊淋巴、腹部淋巴、外側骨盤淋巴。
水腫	腎、輸尿管、膀胱、脾、腎上腺、心、上身淋巴、胸管淋巴、腋下淋巴、內側骨盤淋巴、鼠蹊淋巴、腹部淋巴、外側骨盤淋巴、軀幹淋巴。
昏倒	心、腎上腺、腦垂體、手小指內側心經井穴。

症　狀	對症重點加強的反應區
耳鳴	耳朵、內耳迷路、額竇、大腦、腦垂體、太陽穴、腎、輸尿管、膀胱。
巴金森氏症	大腦、腦垂體、額竇、太陽穴、小腦、頸部、腎、輸尿管、膀胱、腎上腺、副甲狀腺、甲狀腺、肝、膽、胃（左）、胰臟（左）、十二指腸（左）、胃（右）、胰臟頭（右）、十二指腸、小腸、上行結腸、橫行結腸、下行結腸、乙狀結腸、肛門/直腸。
牙周病	上顎、下顎、胃（左）、胰臟（左）、十二指腸（左）、胃（右）、胰臟頭（右）、十二指腸（右）、小腸。改變飲食、多喝水。
攝護腺	子宮/攝護腺、卵巢/睪丸、腎、輸尿管、膀胱、副甲狀腺。
牛皮癬	腎、輸尿管、膀胱、腎上腺、副甲狀腺、胃（左）、胰臟（左）、十二指腸（左）、胃（右）、胰臟頭（右）、十二指腸（右）、小腸、上行結腸、橫行結腸、下行結腸、乙狀結腸、肝、膽、肺、脾、上身淋巴、胸管淋巴、腋下淋巴、內側骨盤淋巴、鼠蹊淋巴、腹部淋巴、外側骨盤淋巴、軀幹淋巴。喝健康醋。
關節炎	腎、輸尿管、膀胱、腎上腺、副甲狀腺、胃（左）、十二指腸（左）、胃（右）、十二指腸（右）、上行結腸、橫行結腸、小腸、下行結腸、乙狀結腸、脾、肝。
腰酸痛	腎、輸尿管、膀胱、頸椎、胸椎、腰椎、薦椎、內尾骨、外尾骨、腰痛點。
失眠	大腦、腦垂體、額竇、甲狀腺、腎、輸尿管、膀胱、肝、太陽神經叢。下午六點以後最好不要進食，也可以考慮換個床位，要運動多喝水。

症　狀	對症重點加強的反應區
流鼻水	鼻、氣管、肺、脾、扁桃腺、上身淋巴、胸管淋巴、腋下淋巴。
肩膀痛	肩關節、上肢、內髖關節、外髖關節、腎、輸尿管、膀胱、副甲狀腺、多運動。
頭暈	內耳迷路、小腦、膽。多喝水，不要缺鹽。
鼻竇炎	腎、輸尿管、膀胱、額竇、鼻、脾、扁桃腺、上身淋巴、胸管淋巴。
血管栓塞	腎、輸尿管、膀胱、心、腎上腺、副甲狀腺。
便祕	整個消化系統，特別加強上行結腸、橫行結腸、下行結腸、乙狀結腸、直腸。多喝水，多吃蔬菜水果。
燙傷	燙傷部位的反射區，腎、輸尿管、膀胱、腎上腺、副甲狀腺、和燙傷部位相關的淋巴反應區。
更年期不適	腦垂體、甲狀腺、腎上腺、卵巢/睪丸、子宮/攝護腺、小腹肌肉放鬆區。
脊椎痛	頸椎、胸椎、腰椎、薦椎、內尾骨、外尾骨。
十二指腸潰瘍	整個消化系統、脾、胰臟（左）、胰臟頭（右）。多喝水，改變飲食。
囊腫	整個排泄系統、腎、輸尿管、膀胱、腦垂體、腎上腺、脾、及屬於該部位的淋巴系統。

感　謝

吳神父的感謝～足部反射健康法的故事

　　民國 69 年吳若石神父因自己的風濕性關節炎而認識了反射療法，自此在台灣掀起一股「腳底按摩」旋風，旋風威力不僅遍及華人世界，也擴及歐洲、美洲、澳洲、南美洲及非洲。其實並非吳若石神父有三頭六臂能力超 ，而是有一群人義無反顧的協助吳神父研究和發展「吳若石神父足部反射健康法」，這個健康法也經由這些人的努力，而逐漸演進到今天這麼精準有效的地步。對於這些重要的貢獻者，吳神父都一直感激在心，念茲在茲。

　　談起這個健康法在台灣的發跡，吳神父一定會提起陳勇先生，他是吳神父第一批教授腳底按摩，在一起學習的七位學生當中的一位，也是第一個親身實驗者，更是第一位全心投入的工作者。接下來要提到的就是曾良時先生和鄭英吉先生，他們都是有智慧的人，常和吳神父一起研究，為腳底按摩做了很多重大的改進。曾良時先生不幸因車禍英年早逝。吳神父和鄭英吉先生繼續研究發展工作。鄭英吉先生對按摩棒使用，以及足部健康法理論很有研究，也和吳神父一起出版了幾本重要足部健康法書籍，更將操作手法由腳底心開始改由腳拇趾開始，在足療領域可謂貢獻良多。從民國 97 年起，吳神父考慮到自己中文寫作能力的不足，也為提攜後進，因此，常鼓勵鄭英吉先生要將他們一起研究的發現自行出書，以嘉惠世人。

要感謝的人真的很多，逐一寫出恐超出篇幅，更擔心的是怕有遺漏而令人傷心。總之，吳神父的足療路一路崎嶇，一路走來有頗多感觸。他感謝那在他困頓迷惘時相伴一程的人；也感謝那在他順風順水時搖櫓高歌者；吳神父感謝所有一直在足療工作崗位上為別人服務的人，因為他們減少別人的痛苦，增加別人的喜樂。吳神父愛所有的人，也感謝所有對「吳若石神父足部反射健康法」做過幫助的人。

社團法人 吳若石神父全人發展協會　理事長

Fr. Josef Eugster

後　記

吳若石神父在台灣的工作團隊

擁有一群與自己一起工作的伙伴，為推廣、研究、發展這個足部反射健康法，一起努力、打拼，一直是過去三十多年吳若石神父的夢想。2014 年 5 月 17 日，吳神父的夢想開始實現，因為內政部核准了「中華民國吳若石神父全人發展協會」的成立。

早年吳神父也曾參與類似的民間社團，但後來都因理念與工作型態不同而無法繼續。吳若石神父帶領著這個協會在誕生初期、成長過程中也經歷些苦難，但痛定思痛，在吳若石神父親自挑選工作夥伴後，協會終於展現了穩定與旺盛的成長活力。

在吳神父的領軍下，協會開始在台灣提出需求的各個地方，或開講座或開研習班，一步一腳印的推廣這個健康法，並回應海外的需求與召喚。 吳若石神父與他的工作團隊費盡心思培養講師、助教，並修正教學法，使教學更精準、有效率。

2016 年 5 月，協會正式在中國展開這個健康法的推廣與教學工作。2017 年 2 月在中國大陸產生第一批通過手法檢測人員，5 月 15 日上午九時正，吳神父在天主教河北衡水教區為景縣天主堂的足療館開幕剪綵時，正式宣告了河北景縣是「吳若石足部反射健康法」在大陸的第一個教學中心。

早期吳若石神父基於經費考量，大多和歐洲的團隊夥伴到世界各地推廣他的足部健康法；近年當他在台灣培養的教學工作團隊展翅飛出台灣，在海外與中國大陸展開這個健康法的教育推廣工作時，他內心的歡愉無可言喻。

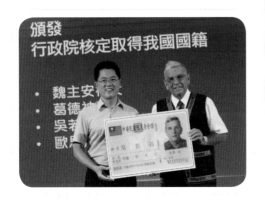

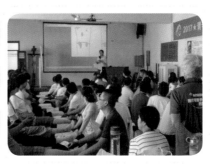

中國大陸景縣的中級班培訓課程。

等了近三十年，行政院頒發核定吳神父
取得我國國籍。

　　他常常說：「你們看，我真的是有福的，天主對我那麼好，祂真的給了我一起工作的團隊……」。聽到 77 歲的吳若石神父這麼開心的與來自台灣與世界各角落的訪客、分享他發自內心的喜悅時，團隊夥伴們卻充滿不捨，如果不是他四十年來屹立不搖的信心與慈悲，一切都早已消失。

　　「一家一人會，省下大筆醫療費」是吳神父除了福傳工作外，最常掛在嘴邊的一句話。這句話也正是協會存在的核心價值之一。協會的成員有外省籍、外國籍、閩南人、客家人、原住民、新住民，不同的族群有著對天主共同的信仰，以及對這個健康法的信賴。

　　把吳若石神父足部反射健康法留在台灣，並持續研究發展，是協會目前最重要的事情，將來亦然。協會所有的努力，賴天主仁慈，持續堅持。

吳若石神父全人發展協會

胡齊望

參考書目

中文

1. 馬沙弗雷 (Hedi Masafret) 著，李百齡譯，足部反射健康法。光啟文化 (民 71)。
2. 吳若石著，病理按摩。華視綜合週刊社 (民 71)。
3. 陳勇編著‧吳若石校閱，病理按摩法 (民 72)。
4. 吳若石著，綜合足部反射區健康法 (一)。光啟文化 (民 78)。
5. 吳若石著，綜合足部反射區健康法 (二)。光啟文化 (民 79)。
6. 陳金波著‧吳若石校閱，足健療法一冊 (民 86)。
7. 陳金波著‧吳若石校閱，足健療法二冊 (民 86)。
8. 丁宇‧李淼合著，陰陽五行滙中醫。(2012) 人民軍醫出版社。
9. 吳若石‧鄭英吉合著，吳神父新足部健康法。文經社 (民 90)
10. 吳若石‧鄭英吉‧馬珍珍‧鄭景仁合著，吳神父簡易足部健康法。文經社 (民 94)
11. 張穎清教授著，生物全息學說。

外文

1. 吳若石編著，江光元‧官有謀譯，若石健康按摩法 (民 72) (日文)
2. Christine Issel (2014 年版)，Reflexologyl:Art,Science & History。(英文)
3. Schwester Hedi Masafret (1975)，Gesund In Die Zukunft。(德文)

國家圖書館出版品預行編目 (CIP) 資料

足療自癒：吳若石神父足部反射健康法 / 吳若石作 . --
初版 . -- 新北市 : 文經社 , 2017.10
　面；　公分 . --（Health；10）
ISBN 978-957-663-760-5（平裝）

1. 按摩 2. 經穴 3. 腳

413.92　　　　　　　　　　　　106012121

◎文經社

Health　0010

足療自癒：吳若石神父足部反射健康法

作　　　者 | 吳若石、胡齊望
校　　　對 | 林素妃
特約編輯 | 許嘉玲
責任編輯 | 謝昭儀
封面設計 | 李岱玲
美術設計 | 劉玲珠
插　　　畫 | 詹詠溱

主　　　編 | 謝昭儀
副 主 編 | 連欣華
行銷統籌 | 林琬萍

出 版 社 | 文經出版社有限公司
地　　　址 | 241 新北市三重區光復一段 61 巷 27 號 8 樓 之 3（鴻運大樓）
電　　　話 |（02）2278-3158、（02）2278-3338
傳　　　真 |（02）2278-3168
E－mail | cosmax27@ms76.hinet.net

印　　　刷 | 韋懋實業有限公司
法律顧問 | 鄭玉燦律師
電　　　話 |（02）291-55229

發 行 日 | 2018 年 1 月　二版一刷
　　　　　　　2024 年 9 月　二版十六刷
定　　　價 | 新台幣 450 元

Printed in Taiwan

腳底反射區全圖

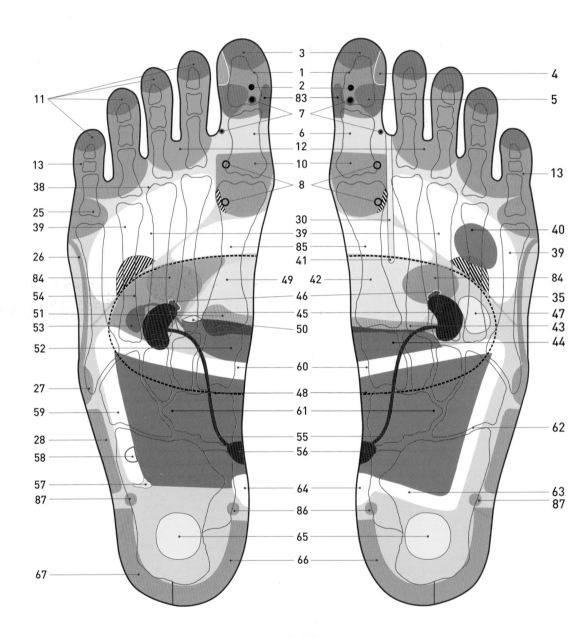

（上層）